Healthier without Wheat

밀가루만 끊어도 100가지 병을 막을 수 있다

Healthier Without Wheat
—A New Understanding of Wheat Allergies, Celiac Disease, and Non-Celiac Gluten Intolerance
by Stephen Wangen

Original copyright ⓒ 2009 Stephen Wangen
Korean translation copyright ⓒ 2012 CLEMA
This Korean edition was arranged with
Stephen Wangen c/o Columbine Communications & Publications, USA
through Best Literary & Rights Agency, Korea.
All rights reserved.

이 책의 한국어판 저작권은 베스트 에이전시를 통한 원저작권자와의 독점 계약으로 끌레마에서 소유합니다. 무단 전재와 무단 복제를 금합니다.

글루텐 불내증(Gluten intolerance)으로 고통받으면서도
의료계의 인식 부족과 무관심으로 고생하는 사람들,
눈앞에 닥친 질환을 진단조차 받지 못하는 수많은 사람,
음식 알레르기가 건강에 미치는 영향을 알고자
연구를 거듭하지만 아직 연구 성과를 실무에 접목하지 못한
여러 학자에게 이 책을 바친다.

감사의 글

우선 랭커스터 대학교(University of Lancaster)의 역사학 교수 마커스 호머 메리맨(Marcus Homer Merriman)에게 감사한다. 어린 학생에 불과했던 나에게 자신의 글이 다른 사람에게 어떤 영향을 미치는지 빈틈없이 검토하라고 꾸짖었던 교수님의 가르침은 너무나도 값진 것이었다.

비범한 편집자, 수전 피츠제럴드(Susan Fitzgerald)의 도움 없이는 이 책이 세상에 나오기 힘들었다. 또한 북미 글루텐 불내증 그룹과 시애틀 지부에게 감사한다. 내과의사로 일하던 초기에 그들을 통해 많은 영감을 얻을 수 있었고, 그들의 관심과 후원으로 글루텐 불내증을 공부하고 관련 지식을 연마할 수 있었다. 내 병원을 방문해준 환자들에게도 감사한다. 그들을 통해 환자를 어떻게 치료하고, 어떻게 해야 양질의 의료서비스를 제공할 수 있는지 배울 수 있었다. 아울러 이 기나긴 여정을 기다려 준 타라, 로만, 루시아에게도 감사를 전한다.

한국어판을 위한 특별 메시지

"내 책이 한국에서 출판되어 몹시 흥분됩니다. 글루텐 불내증은 전 세계적인 문제이며, 한국 역시 예외가 아닙니다. 예전에 한국을 방문하는 행운을 누릴 수 있었습니다. 언젠가 또 방문하고 싶은 멋진 나라입니다. 한국의 전통 음식에는 아주 훌륭한 무글루텐 음식이 많았습니다. 한국의 독자들에게 감사드리며 이 책이 많은 도움이 되기를 바랍니다."

―2012년 1월, 스티븐 왕겐(Stephen Wangen)

차례

프롤로그 13

1부 밀이 우리 몸에 들어와 생겨나는 여러 가지 문제들 17

1장 밀에 숨겨진 모든 것 19
잘못된 건강 상식에 맞서기 20
밀의 역사 24
밀―미국 가정의 주식 27
인간의 건강이 어떻게 변해왔을까 29
요약 31

2장 밀의 실체를 들여다보기: 글루텐 37
글루텐 불내증의 두 가지 양상 38
글루텐 알레르기 40
밀 알레르기와 밀 과민증 41
글루텐이란? 41
글리아딘이란? 42
글루텐은 어디에서 발견될까? 43
오트는 어떨까? 48
요약 50

3장 밀에 약한 우리 몸
―글루텐 불내증과 글루텐 관련 질병의 여러 특징 53
변비와 비만 그리고 기타 질병 유발 55
영유아에게 흔히 나타나는 질환들 56
어른과 어린이에게 흔히 나타나는 질환들 57
전체 목록 57
왜 그토록 많은 문제가 생기는가? 64
왜 사람마다 나타나는 증상이 다를까? 69
글루텐에 중독성이 있을까? 70
요약 72

2부 셀리악 병   75

4장 셀리악 병의 본질 파악하기   77
- 셀리악 병을 앓는 경우 발생하는 질환   78
- 소장의 융모는 어떻게 손상을 입을까?   79
- 셀리악 병의 기타 명칭   79
- 누가 셀리악 병에 걸릴까?   80
- 셀리악 병의 증상은 무엇일까?   81
- 셀리악 병 진단하기   82
- 생체검사가 절대표준인가?   91
- 셀리악 병을 어떻게 치료할 수 있을까?   92
- 셀리악 병은 장기간 치료해야 하나?   93
- 포진성 피부염—피부에 생기는 셀리악 병?   93
- 요약   95

3부 매우 다양한 글루텐 불내증과 밀 알레르기   99

5장 글루텐 불내증은 무엇이고 어떻게 나타나는가   101
- 셀리악 병과 기타 유형의 글루텐 불내증의 차이   102
- 셀리악 병은 더 심각한 증상을 유발할까?   104
- 셀리악 병이 글루텐 불내증의 마지막 단계일까?   107
- 비셀리악성 글루텐 불내증의 증상은?   107
- 얼마나 많은 사람들이 시달릴까?   108
- 의사의 진단을 신뢰할 수 있을까?   109
- 비셀리악성 글루텐 불내증 판정하기   111
- 요약   113

6장 밀 알레르기와 밀에 대한 비글루텐성 반응   115
- 전형적인 밀 알레르기와 글루텐 알레르기   116
- 글루텐이 아닌 밀 알레르기와 불내증   118
- 요약   121

4부 모든 유형의 글루텐 불내증과 밀 알레르기를 확인하는 방법   123

7장 밀과 글루텐에 보이는 반응 확인하기   125
    누가 검사를 받아야 할까?   125
    식이제한법   126
    실험실 검사법   130

8장 영유아와 어린이에게 미치는 영향   135
    영유아   136
    어린이   140
    요약   143

5부 글루텐 불내증 치료하기   145

9장 글루텐 문제 치료하기   147
    글루텐 멀리하기   149
    특별히 관심을 기울여야 할 식품   153
    피해야 할 글루텐의 양은?   159
    무글루텐 식사로 바꾸었을 때 맞닥뜨리는 변화   161
    무글루텐 식사   168
    글루텐 불내증을 없앨 수 있을까?   171
    치료에 소요되는 기간은?   173
    현재의 처방과 나중의 처방   173
    요약   176

10장 밀로 인해 흔히 발생하는 질병
    —빈혈, 철 결핍증, 갑상선기능저하증, 골다공증   179
    철 결핍증, 빈혈, 피로   180
    골다공증   185
    갑상선기능저하증   191
    요약   195

11장 치유에 적합한 건강식과 건강보조제 197
　건강식을 구성하는 핵심 요소 198
　건강 보조제 203
　요약 208

12장 밀을 피해도 몸이 낫지 않는다면 211
　연령 213
　유당 불내증—보이는 게 전부가 아니다 214
　음식 알레르기와 음식 과민증 220
　알레르기 반응의 여러 가지 유형 223
　피부반응 검사와 혈액검사 225
　소화관 내의 미생물 생태계를 알아야 한다 227
　요약 235

13장 해답의 발견 237

부록 245
　부록 A 미국의 무글루텐 식품 제조사, 무글루텐 식품 246
　부록 B 글루텐 불내증과 셀리악 병의
　　　　정보를 얻을 수 있는 곳 249
　부록 C 글루텐 불내증과 관련된 질환 254
　부록 D 음식 알레르기가 유발할 수 있는 질환 258
　부록 E 음식 알레르기 표준 검사군에 포함된
　　　　음식 목록 261
　부록 F 박테리아, 효모, 기생충 DNA 검사 264
　부록 G 셀리악 병 진단하기 266
　부록 H 비셀리악성 글루텐 불내증 판정하기 275

용어해설 284
역자후기 289

일러두기
_____

이 책의 목적은 내과의사나 의료 전문가의 의학적 조언을 대신하려는 것이 아니다. 다만 독자들이 내과의사나 의료 전문가와 더 나은 건강을 위해 협력할 수 있도록 도움이 될 만한 정보를 제공할 뿐이다.
작가와 출판사는 이와 관련 또는 이로부터 비롯되는 일체의 인적물적 손해와 손실, 비용 및 특정 제품이나 서비스의 이용에 대한 책임을 부담하지 않는다.
이 책에 나오는 모든 사례는 실제 사례들이며, 이름 및 기타 세부 사항 일부를 각색했다. _저자

프롤로그

　밀밭을 떠올리면, 미국 중부의 구불구불한 언덕을 온종일 자전거로 신나게 누비는 상상을 하게 된다. 누구나 그럴 것이다. 밀밭을 보면 마음이 평화로워진다. 이 밀밭이 곧 미국을 상징한다고 말해도 무리는 아니다. 넓은 관점에서 보면 밀은 서구 문명의 한복판에 자리 잡고 있다. 이처럼 밀이 미국 경제와 미국인의 식탁에서 차지하는 비중을 생각하면 밀에 어떤 문제가 있을 것이라고 생각하기는 쉽지 않다. 하지만 필자를 비롯한 많은 사람은 미국 문화를 대표하는 밀 때문에 엄청난 고통을 겪고 있다.
　이 책을 읽으면 내 몸이 밀이나 글루텐과 맞는지, 맞지 않는지를 알 수 있다. 이 주제는 아무리 강조해도 지나치지 않다고 생각한다. 왜냐하면 이 주제를 통해 수많은 사람이 왜 그토록 다양한 건강 문제에 시달리고 있는지를 풀 실마리를 찾을 수 있기 때문이다.
　이 책은 필자가 10년간 수많은 환자를 검사하고 치료하며 쌓은 임상 경험에서 나온 산물이다. 필자는 그동안 밀이나 글루텐을 먹으면 건강에 이상을 보이던 사람들이 밀과 글루텐을 일체 먹지 않자 건강이 확연히 달라지는 모습을 보고 놀라움을 금치 못했다. 이 책은 의학 논문에 소개된 다수의 독자적 연구를 기초로 하고 있다. 이러한 연구 가운데 상당수는 셀리악 병(celiac disease)에 초점을 맞추고 있는데, 셀리악 병은 다른 관점에서 보면 완전히 새로운 의미를 띠게 된다. 필자는 이 책을 통해 셀리악 병을 새롭게 조명하려 한다.

밀이 건강에 미치는 영향은 우리가 흔히 생각하는 것처럼 그렇게 단순하지가 않다. 역설적이게도 의료계보다 일반인들이 이 문제를 더 잘 알고 있는 느낌이다. 부디 의료계도 하루빨리 문제를 직시하고 도움이 필요한 많은 사람들에게 해답을 제시하길 바란다.

먼저 이 분야를 계몽하려면 '음식 알레르기'와 '음식 과민증(불내증)'이라는 단어를 사용하는 방법부터 점검해야 한다. 일반인들뿐만 아니라 보건의료계조차 이 두 단어를 명확히 구분하지 않고 막연히 섞어서 사용한다. 하지만 두 단어는 완전히 다른 뜻을 의미한다. 이처럼 용어가 표준화되어 있지 않으면 수시로 혼동을 일으켜 몸이 음식에 어떻게 반응하는지, 또 그 반응을 완전히 이해하는 것이 얼마나 중요한지를 놓치고 만다.

필자는 전작 《과민성 대장 증후군 치료하기 The Irritable Bowel Syndrome Solution》에서 음식 알레르기와 음식 과민증의 개념을 과학적으로 명확히 정의하고자 했다. 그렇지만 글루텐을 논의하면서 알레르기와 과민증이라는 두 개념을 엄격히 구분하려고 하면 핵심을 흐릴 수 있다는 생각이 들었다.

핵심은 사람들이 글루텐으로 인한 다양한 건강상의 문제를 인식하고 건강을 찾도록 돕는 것이다. 따라서 이 책에서는 음식 알레르기와 음식 과민증에 관한 논쟁을 되도록 피하려고 한다. 그렇지만 부록에 있는 참고 자료와 12장의 자세한 내용을 참고하면 이와 관련해 흥미로운 사실들을 알게 될 것이다.

 이 책은 크게 5부로 구성되어 있다. 1부에서는 밀이 주식으로 자리 잡은 이유와 밀과 글루텐으로 인해 생기는 문제점을 설명한다. 2부에서는 셀리악 병을 설명하는데, 3부의 내용을 이해하려면 그에 앞서 셀리악 병을 이해해야 한다. 3부에서는 밀과 글루텐 알레르기, 비셀리악성 글루텐 불내증을 검토한다. 4부에서는 1, 2, 3부에서 소개한 모든 유형의 글루텐 불내증 및 밀과 글루텐 알레르기를 검사하는 방법을 요약한다. 마지막으로 5부에서는 글루텐 불내증을 치료하는 방법과 밀이나 글루텐을 먹지 않아도 증상이 나아지지 않는 경우 어떻게 해야 하는지를 알려준다. 어떤 면에서는 후자가 더 중요한 내용이 될 수도 있다. 밀이나 글루텐 문제가 매우 중요하긴 하지만 종종 다른 음식 알레르기나 음식 과민증과 함께 나타나기 때문이다.

 이 책이 건강에 관한 유용한 정보를 얻고, 나아가 식생활의 변화를 이끌 수 있는 자극제가 되기를 바란다. 그리고 글루텐으로 인해 고통받는 모든 사람이 건강을 되찾기를 진심으로 기원한다.

1부

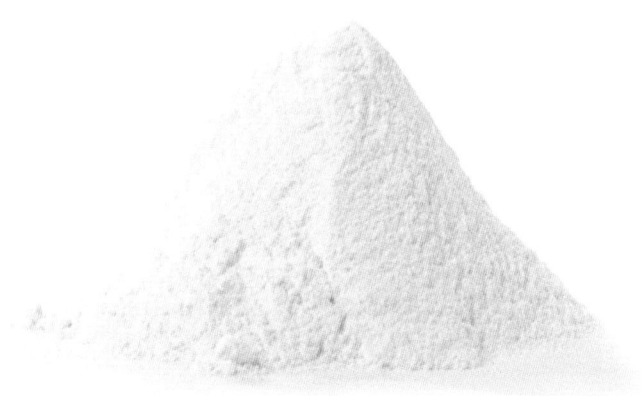

밀이 우리 몸에 들어와 생겨나는 여러 가지 문제들

1장

밀에 숨겨진 모든 것

> 나를 위한 치료법은 내 안에 있기 마련이다.
> —윌리엄 셰익스피어

넓게 보면 이 책은 음식을 둘러싼 우리의 생각을 다룬 책이라 할 수 있다. 우리가 좋아하거나 싫어하고 때로는 간절히 원하는 음식. 과연 우리는 그 음식을 얼마나 잘 알고 먹는 것일까? 사람들은 대부분 어떻게 하면 혀끝을 만족시키거나 허리 치수를 줄일 수 있을까 같은 문제에만 정신이 팔려, 정작 가장 근본적인 문제를 빠뜨린다. 바로 지금 우리가 먹는 음식이 대자연의 섭리에 어긋나는 것은 아닐까? 하는 물음이 그것이다.

잘못된 건강 상식에 맞서기

밀이 우리 몸에 맞는지 맞지 않는지는 대단히 중요한 문제다. 다른 모든 생명체와 마찬가지로 인체는 수만 년의 세월을 거친 진화의 산물이다. 우리 몸은 대자연의 섭리에 따라 일정한 방식으로 작동하도록 되어 있기 때문에, 여기에서 벗어나면 틀림없이 그 대가를 치르게 된다. 어찌 보면 우리 몸은 자동차와 크게 다르지 않다. 가솔린 엔진에 경유를 넣으면 차가 고장 난다. 동물원에 사는 동물도 마찬가지다. 사육사는 동물이 야생에서 먹던 것과 다른 먹이를 먹으면 병이 난다는 것을 알기 때문에 야생상태에서와 똑같은 먹이를 준다.

하지만 우리 인간은 이러한 대자연의 섭리를 이겨낼 수 있다는 근거 없는 믿음에 사로잡혀 있다. 그래서 음식과 그 성분이 우리 몸에 어떤 영향을 미치는지 잘 알아보려 하지도 않고, 먹고 싶은 것이나 남들이 좋다고 하는 것만을 먹으려 한다.

우리는 음식에 대해 많은 편견을 갖고 있다. 그중 가장 큰 편견은 미국에서 생산되는 주요 농산물은 당연히 우리 몸에 유익하리라는 생각일 것이다. 물론 주요 농산물은 대부분 맛이 훌륭하고 영양소도 풍부하지만, 이것이 영양 가치가 높다거나 모든 사람에게 유익하다는 뜻은 결코 아니다.

음식의 역사와 인류의 역사를 자세히 살펴보면 놀라운 사실을 발견할 수 있다. 믿기 어렵겠지만 우리가 현재 먹는 음식들 대부분은 인류가 먹어온 것이 아니다. 게다가 더욱 놀라운 것은 우리 식탁에 올라오는 먹거리가 건강보다는 경제적인 이유와 더 연관이 깊다는 사실이다.

밀은 미국인들의 식탁에 하루도 빠짐없이 올라오고, 사람들은 대부분 별 생각 없이 밀을 먹고 있다. 매일 자신도 모르게 건강을 망치고 있는 것이다. 이것이 지금 미국의 모든 가정에서 벌어지고 있는 현실이다. 말도 안 되는 소리 그만하라고? 어떻게 그런 일이 있을 수 있느냐고?

우리는 영양을 보충하고 우리 몸을 지탱하는 것을 '음식'이라고 정의한다. 그렇지만 우리가 생각하는 음식은, 설사 유기농 제품이라 할지라도, 항상 사람들에게 유익한 것만은 아니다. 우리는 음식의 유용성에 대해 종종 추측을 일삼는다. 그중 대부분은 과학적, 의학적 근거가 없으며 매우 비논리적이다. 그런데도 우리는 알게 모르게 이런 추측에 세뇌되어 가장 단순한 질문조차 떠올리지 못한다.

"과연 우리는 밀을 먹어도 괜찮은 걸까?"

이 질문이야말로 가장 중요한 문제이자 이 책에서 답을 얻고자 하는 핵심 질문이다. 이 문제를 다루려면 기존의 관념에 도전해야 한다. 저명한 기관에서 몸에 좋다고 알려주는 것, 우리가 매일 먹는 것들이 실제로는 사람에게 유익하지 않을 수 있다는 사실을 먼저 받아들여야 한다.

이를 위해서는 단순히 영양소만으로 음식을 평가하지 말고 완전히 다른 관점에서도 생각해볼 필요가 있다. 이해를 돕기 위해 불교 경전에 나오는 코끼리와 장님의 우화를 소개할까 한다.

인도 사람 여섯 명이 있었다.
그들은 모두 맹인이었지만
호기심에 코끼리를 보러 갔다.
그들은 코끼리를 더듬어서 각자의 호기심을 채우려 했다.

첫 번째 맹인이 코끼리에게 다가가려다
넓고 단단한 몸통에 부딪혀 쓰러지며 외쳤다.
"신이 나에게 은혜를 베푸시는구나!
코끼리는 벽처럼 생겼어!"

두 번째 맹인이 상아를 만지고는 외쳤다.
"오! 아주 둥글고 부드러우면서 날카롭구나.
참 신기한 동물이야. 코끼리는 분명 창처럼 생겼어!"

세 번째 맹인이 코끼리에 다가가
움츠러든 코를 손아귀에 쥐게 되자
벌떡 일어나 말했다.
"아하, 코끼리는 뱀처럼 생겼군!"

네 번째 맹인이 손을 뻗어
무릎을 만져 보고는 감탄하며 외쳤다.
"이 신비로운 짐승을 이제야 확실히 알겠군.
분명 코끼리는 나무처럼 생겼어!"

다섯 번째 맹인이 코끼리의 귀를 만지게 되자
이렇게 말했다.
"장님이라도 모를 수가 없겠군.
참 경이로운 동물이야. 부채같이 생겼네! 아무도 다른 말을 못할 걸!"

여섯 번째 맹인이 질세라 코끼리를 더듬다
흔들리는 꼬리를 움켜잡고 말했다.
"그렇군, 코끼리는 밧줄같이 생겼군."

여섯 명의 맹인은 큰 소리로 오랫동안 싸웠다.
그들 모두 물러서지 않고 자신이 옳다고 주장했다.
모두가 한편으로 옳았지만
모두가 틀린 걸 어쩌겠는가.

종교 싸움에서도 흔히 볼 수 있지 않는가!
서로가 무슨 말을 하는지 하나도 모르면서
코끼리를 두고 떠들곤 한다.
본 사람은 아무도 없으면서!
　　　　　　　　—존 가드프리 색스John Godfrey Saxe(1816~1887)

어떤 문제를 볼 때 나무에만 집착하면 숲 전체를 볼 수 없는 법이다. 미국의 식문화에서는 밀을 주식으로 삼는다. 그렇지만 과연 밀이 모든 사람에게 좋은 음식이 될 수 있을지는 의문이다. 이러한 의문은 어떤 사람들에게는 단순한 헛소리를 넘어 국익에 반하는 발언으로까지 들릴지도 모른다. 하지만 이 평범한 곡식은 첫인상과는 달리 훨씬 복잡하다.

밀의 역사

밀에 얽힌 문제를 이해하려면 진화 과정에서 밀이 어떻게 우리 식탁에 오르게 되었는지부터 이해해야 한다. 약 1만 년 전, 인류는 수렵과 채집으로 먹거리를 조달했다. 즉 사냥을 하거나 자연에서 먹을 것을 찾았다. 당연히 주변에서 찾을 수 있는 것만을 먹었다. 오랜 세월에 걸쳐 환경에 적응하면서 생선, 야생동물, 견과류, 포도, 과일, 채소, 잎사귀, 뿌리, 씨앗을 먹게 되었다.

인류학자들은 500만 년 전에는 먹거리 중 95% 가량이 식물성 먹거리였고 나머지 5%만이 벌레, 새알, 작은 짐승과 같은 동물성 먹거리였다고 말한다. 화석을 관찰하면 인류의 먹거리에서 견과류나 곡식처럼 단단하고 거친 음식과 고기의 양이 점차 늘어났다는 것을 알 수 있다. 인류가 도구를 개발하면서 더 큰 동물을 사냥할 수 있게 되었기 때문이다.

500만 년 전 인류의 먹거리는 지금과 확연히 달랐다. 당시 곡물은 몇 가지 이유로 말미암아 주식이 될 수 없었다. 첫째, 밀의 조상과 같은 곡초가 비교적 드물었고 요즘처럼 넓은 평야에서 경작하지도 않았다. 둘째, 지금보다 먹거리의 종류가 다양했다. 셋째, 야생의 곡초는 밀과 같은 현대의 곡물에 비해 추수할 수 있는 양이 매우 적었다.[1]

곡물을 잘 먹지 않았던 또 다른 이유는 날것으로 먹기 힘들기 때문이다. 밀은 익히지 않으면 유독하다. 약 1만 년 전, 인류는 곡식의 조리법을 발견했다. 조리 과정을 거침으로써 독성 물질이 분해되어 비로소 먹을 수 있게 된 것이다. 그리고 이내 곡물이 운송과 저장이 쉽고 칼로리가 풍부하며 씨앗이 많이 생긴다는 사실을 깨달았고 이는 농업의 발전으로 이어졌다.

현대인의 식단에서 친숙한 밀은 약 1만 년 전 시리아 지역에서 발견되었던 초본류와 동일한 종에 속한다. 현재의 밀 품종 역시 시리아와 터키의 국경에서 발견되는 야생 외알밀의 유전자 지문을 그대로 갖고 있다. 인구가 늘어나 먹거리의 공급이 부족해지면서 이 야생 외알밀을 경작하기 시작한 것으로 추정된다. 운 좋게 채집하기를 바라는 대신 수확해서 먹을 수 있도록 야생 곡식을 직접 재배하기 시작했던 것이다. 이것이 바로 채집에서 농업으로 전환한 첫걸음이었다.

밀을 비롯한 곡류는 칼로리가 높아서 많은 사람을 먹여 살릴 수 있다. 곡류를 먹기 시작하면서 인류의 먹거리는 역사적으로 유례없는 변화를 겪게 되었다. 경작한 곡식은 단숨에 시리아 지역에서 주식으로 자리 잡았다. 밀의 조상이라고 할 수 있는 외알밀과 에머밀뿐 아니라 보리, 호밀 역시 모두 같은 지역에서 재배되었다. 이 곡식들에는 모두 글루텐이 들어있는데, 글루텐이 무엇인지는 나중에 다루도록 한다. 여하튼 밀은 다른 곡식들과 함께 시리아 지역에서 식단의 거의 대부분을 차지할 정도로 위상을 넓히게 된다. 그에 반해, 다른 지역 사람들은 후손들의 식탁을 지배하게 된 외알밀이나 에머밀 등을 전혀 먹지 않았다.

밀은 진화론적 관점으로 볼 때 중동지역과 유럽에서 너무 급작스럽게 주식으로 자리 잡았다. 5,000년 전 무렵에는 아일랜드, 스페인, 에티오피아, 인도에까지 밀의 재배법이 전파되었다. 아시아에서는 밀을 유럽이나 북미만큼 많이 먹고 있지는 않지만, 사실 밀은 이미 4,000년 전에 중국에까지 전파되었다. 이때는 시기상 쌀 재배가 시작되기 한참 전이었다.

유럽인들은 북미 지역에 밀을 전파했다. 비록 매사추세츠 지역의 토양이 밀 재배에 적합지 않아 첫 시도는 실패했지만, 얼마 지나지 않아 지금 미국에서 익숙한 풍경이 된 황금 평원을 개간할 수 있었다. 인류의 먹거리가 된 밀의 연대표를 그림 1에 정리했다. 이러한 과정을 거치면서 밀은 밀의 조상에게 없었던 세 가지 성질을 갖추게 되었다. 낱알이 훨씬 커졌고, 줄기마다 이삭이 영글게 되었으며, 떼어내기도 훨씬 쉬워져 추수가 간편해졌다. 지금처럼 밀이 흩날리지 않을 만큼 커다란 낱알이 수없이 영그는 식물이 된 것은 밀을

그림 1. 인류의 먹거리에서 곡식이 거쳐온 자연의 역사

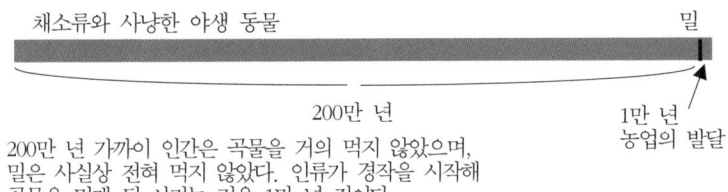

200만 년 가까이 인간은 곡물을 거의 먹지 않았으며, 밀은 사실상 전혀 먹지 않았다. 인류가 경작을 시작해 곡물을 먹게 된 시기는 겨우 1만 년 전이다.

재배하려는 사람들이 아니었으면 불가능했을 것이다.

밀-미국 가정의 주식

우리는 앞에서 설명한 이유로 오늘날 밀을 재배하고 있다. 밀이 우리 몸에 가장 훌륭한 에너지원이기 때문에 재배하는 것이 아니다. 밀은 수확량이 어마어마해서 가장 경제적으로 생산할 수 있기 때문이다. 게다가 맛이 훌륭해 인기도 좋다. 그렇지만 안타깝게도 수많은 사람이 밀의 영양 가치를 문제없이 누릴 수 있는 유전 구조를 타고나지 못해 각종 질병을 겪어 왔다. 이러한 질병은 모두 밀을 섭취했기 때문에 나타나는 반응이다.

밀은 미국인들이 너무나 자연스럽게 식탁에 올리는 먹거리다. 물론 자신이 섭취하는 밀의 양이 그다지 많은 편은 아니라고 생각할

수도 있다. 그렇지만 밀이 없다면 각종 면, 빵, 샌드위치, 베이글, 프레첼, 쿠키, 케이크, 크리스피 크리미, 도넛, 피자, 시리얼, 피시 앤 칩스, 치킨 맥너겟, 토르티야, 스터핑[2] 등 수많은 음식을 맛볼 수 없게 된다. 이러한 음식에 밀이 재료로 쓰이는지 알지 못해도 괜찮다. 9장에서 관련 내용을 더 자세히 다룰 것이다.

북미 지역에서는 대부분의 식품에 밀가루가 쓰인다. 미국은 1인당 밀 섭취량이 가장 많은 국가다. 그리고 밀 생산량 역시 세계 최고 수준이다. 방금 예로 든 음식들을 보고 '밀 없이는 못 살겠구나' 하고 생각할 수도 있겠지만 그것은 잘못된 생각이다. 이러한 음식들은 밀이 들어가지 않아도 충분히 만들 수 있다.

실제로 인류 문화권을 통틀어 수십억 세계인의 식단에는 밀이 거의 들어있지 않았다. 중국, 동남아시아, 일본, 중미, 남미 역시 마찬가지였다. 이 나라 사람들은 미국인보다 쌀과 채소를 훨씬 많이 먹는다. 이 사람들이 미국으로 이민을 오면 원래 즐기던 먹거리를 찾기 어려워 식습관을 바꾸게 되는데, 이 경우 반드시 건강이 나빠진다. 제3세계 국민들이 미국인과 식습관이 비슷해지면서 그들의 나라에도 미국에서 흔히 발생하는 음식과 관련된 건강 문제가 확산되고 있다는 사실 역시 흥미롭다.

밀에 의지하게 되면서 사람들은 과일과 채소를 훨씬 덜 먹게 되었다. 이는 몹시 우려할 만한 일이며, 설사 밀 과민증을 겪지 않는 사람들이라 해도 대수롭지 않게 여겨서는 안 된다. 곡식보다는 과일과 채소의 암 예방 효과가 훨씬 높다는 사실은 이미 수많은 연구를 통해 밝혀졌다. 과일과 채소는 인류의 먹거리 중 상당 부분을 차지해왔고 수백만 년의 진화 과정을 통해 우리 몸이 의지하게 된 파이토케미컬[3]을 함유하고 있다. 파이토케미컬은 항산화 작용 또는 세포 손상을 억제하는 데에 도움이 되는 화학물질이다. 식단에서 과일과 채소를 빼고 그 자리를 곡식으로 채우면서 우리는 그동안 경험하지 않았던 각종 건강 문제에 맞닥뜨렸다. 그뿐만 아니라 질병과 싸우기 위해 필요한 성분들이 점점 우리 몸에서 없어지게 되었다.

"당신이 먹는 것 그것이 바로 당신입니다"라는 격언을 생각해보자. 매일 먹는 음식이 원래 먹지 못할 것이라면, 그리고 정작 먹어야 할 것을 먹지 않고 있다면, 그 사람을 어떻게 설명할 수 있을까? 그 사람은 분명 건강에 이상이 있다고 느낄 것이고 실제로 그의 몸은 최적의 상태가 아닐 가능성이 크다.

인간의 건강이 어떻게 변해왔을까

생명을 다루는 과학인 생물학의 뿌리를 짚어보자. 생물학은 진화론에 뿌리를 두고 있다. 진화론에 의하면 대자연의 원리에 가장 적합한 생물이 살아남아 2세를 낳을 수 있다. 이것은 장구한 세월에 걸쳐 일어나기 때문에 알아차리기 어렵다. 이 원리대로라면 특별한 변화가 없어도 과거 어느 시점보다 지금이 더 건강해야 하지 않을까?

물론 특별한 변화가 없지는 않았다. 우리 사회는 항생제를 쓰며,

예방접종을 하고, 하수도와 정수 처리장을 갖추고 있다. 수많은 병원을 채울 의사와 간호사가 해마다 배출되며, 보건의학 연구에 수십억 달러를 쏟아 붓는다. 이러한 긍정적인 변화를 생각하면 우리 모두 진화의 원리로 예상할 수 있는 것보다 훨씬 건강해야 한다.

하지만 현실은 그렇지 않다. 미국은 보건의료에 가장 많은 돈을 쏟아 붓고 있으며 상상할 수 없을 정도로 고도화된 보건의료체계를 갖춘 전 세계에서 가장 풍요로운 국가다. 그렇지만 WHO가 작성한 통계에 따르면 미국 국민의 건강 순위는 세계 37위에 불과하다. 대체 어떻게 된 일일까?

질문을 바꿔 보자. 미국인이 건강한가? 다음의 통계를 보면 의아할 것이다.

* 약 6,000만 명(20%)이 과민성 장염 증후군과 만성적인 소화장애에 시달린다.
* 약 1억 2,000만 명(40%)이 속쓰림에 시달린다.
* 약 3,000만에서 6,000만 명(10%~20%)이 중증 피로에 시달린다.
* 약 1,500만 명(5%, 영유아들 가운데 10% 포함)이 습진, 약 1,000만 명이 피부염, 약 550만 명이 건선에 시달린다.
* 약 400만 명(1.5%)이 섬유 근육통을 겪는다.
* 약 3,000만 명(10%)이 우울증에 시달린다.
* 약 4,500만 명(15%)이 두통, 약 2,800만 명(9%)이 편두통에 시달린다.
* 약 3,700만 명(12%)이 관절염을 앓는다.
* 약 3,900만 명(13%)이 만성 축농증에 시달린다.
* 약 1,600만 명(5%)이 당뇨병을 앓는다.

* 약 1,200만 명(4%)이 만성 기관지염에 시달린다.
* 약 1,700만 명(5.5%)이 천식에 시달린다.
* 약 6,100만 명(20%)이 심혈관 질환을 앓는다.

이 밖에도 목록은 계속 추가된다.

미국인의 유전자가 나쁜 탓일까? 그렇다면 유전자가 어떻게 나빠졌을까? 그렇지 않다면 생활습관 탓일까? 이 모든 것이 비만이나 운동 부족 때문이라고 말하기는 어렵다. 이러한 질환에 시달리는 미국인이 엄청나게 많은 것을 볼 때, 우리 생활에서 근본적인 무언가가 잘못되었음을 짐작할 수 있을 것이다.

요약

의사의 진단을 받지 않고서도 내 몸이 밀이나 글루텐에 반응을 보인다는 것을 스스로 아는 사람도 많다. 반면 자신이 겪는 증상이 음식 때문인 것 같다고 막연히 생각하는 사람들도 있다. 이 책은 의사와 환자 모두가 알아야 하는 정보를 제공한다. 지금부터 전형적인 글루텐과 밀 알레르기뿐 아니라 모든 유형의 밀 과민증 및 글루텐 불내증을 다룰 것이다.

이 책은 이 장의 말미에 나오는 세 사람처럼 심각한 소화 관련 장애부터 피부질환, 피로, 골다공증에 이르기까지 광범위한 질환에 시달리고 있는 사람들을 소개한다. 극심한 고통으로 응급실에 몇 번이고 들락날락하는 사람들이 있는 반면, 자신에게 문제가 있는지 전혀 모르는 사람들도 있다. 이 책의 사례 연구는 임상 실험에서 볼 수 있는 사례 모음이다. 이 사례들을 통해 밀과 글루텐에 의해 나타나는 반응이 얼마나 복잡한지는 물론이고, 밀이나 글루텐 불내증을 진단하고 치료하면 건강이 비약적으로 좋아진다는 사실을 알게 될 것이다.

밀이 모든 사람에게 나쁜 것은 아니며, 우리가 알고 있는 모든 건강 문제의 원인인 것도 아니다. 그렇지만 밀을 소화 흡수하지 못하는 수많은 사람들이 건강을 위협받고 있다. 밀을 섭취했을 때 심각한 건강 문제에 시달리는 사람들에 대해서는 3장에서 설명할 것이다. 이를 위해 2장에서는 밀 안에 무엇이 들어있는지부터 자세히 살펴보자.

매튜

45세의 엔지니어인 매튜는 1년이 넘도록 소화 관련 장애를 겪고 있다. 전염병에 걸리고 나서 그러한 증상이 시작되었는데, 전염병이 낫고 나서도 증상이 사라지지 않았다. 어떤 날은 괜찮지만 어떤 날은 배가 터질 듯 부풀고 아팠다. 심한 날에는 설사에 시달리기도 했다. 처음에 매튜는 대수롭지 않게 생각했다. 그렇지만 결국 그냥 넘길 수 없었다. 매튜 부부는 항상 여행을 꿈꿔왔다. 그렇지만 지금은 그토록 꿈꿔왔던 여행을 갈 수 있을 만큼 주머니 사정이 넉넉한 데도 여행을 갈 수가 없다. 갑자기 설사가 나서 여행을 망칠까 두렵기 때문이다.

매튜는 증상의 원인이 음식에 있다고 생각해서 의사에게 수차례 상담을 요청했다. 그렇지만 지금껏 확실한 원인을 찾을 수가 없었다. 매튜는 셀리악 병에 관한 글을 읽고 검사를 받아보았다. 혈액검사를 해보았지만 음성으로 나타났다. 위내시경과 생체검사 결과 역시 음성이었다. 매튜의 혼란과 좌절은 깊어만 간다.

로리

체육 교사로 일하는 로리는 친구들과 가족들이 보기에 줄곧 활력이 넘치는 건강한 여성이었다. 10대부터 몇 가지 스포츠 활동에 몸담았고 27세가 된 지금은 여성 리그에서 축구를 계속하고 있다.

그렇지만 로리는 몇 달 전부터 피로를 느끼기 시작했다. 그냥 피곤한 정도가 아니라 기진맥진해 몸을 가눌 수가 없을 정도였다. 처음에는 학생에게서 바이러스가 옮겨왔거니 생각했다. 그렇지만 아파트 2층에조차 올라가지 못할 정도로 다리에 힘이 빠지자 의사를 찾아가기로 마음먹었다. 혈액검사를 해보니 철 결핍성 빈혈로 드러났다.

로리는 항상 먹는 것을 조심했다. 그렇지만 지금은 '미국 농무부 식품 구성탑 지침(USDA Food Guide Pyramid)'[4]에 따라 그녀 나이의 여성에게 권하는 음식군의 식사량을 섭취하고 있다. 그녀는 식단에 강화 시리얼과 같이 철분이 풍부한 음식을 추가했다. 그렇지만 아무런 효과도 없다. 몸이 기진맥진한데도 다리가 들썩거려 가만히 누워 있을 수가 없어 잠을 편하게 잘 수가 없다. 극심한 피로감에 짜증을 못 이겨 몇 주간 축구를 쉴 수밖에 없었다. 피부질환도 나타났고 지난주에는 머리카락이 빠지는 것을 알고 경악했다.
로리는 지금 근심에 휩싸여 있다. 의사는 빈혈의 원인이 무엇인지 짐작조차 못하고 있다. 가족들 중 아무도 빈혈을 앓는 사람이 없고, 로리의 생리주기가 특별히 짧은 것도 아니다. 식습관을 바꿔도 아무런 효과가 없다. 이러한 증상으로 그녀는 일하기가 힘겨우며 고달픈 삶을 보내고 있다.

짐

32세의 짐은 요리가 취미이고 식욕이 왕성하지만 체중에는 아무런 문제가 없었다. 건설 노동자로 일하는 짐은 아이들과 함께 자전거도 타고 농구와 수영을 즐기는 등 운동을 게을리 하지 않는다. 짐의 어머니와 형은 위장이 예민해 먹거리에 항상 신경을 쓸 수밖에 없었지만 짐은 먹고 싶은 걸 마음껏 먹어도 문제가 없어 운이 좋다고 생각했다.
그렇지만 최근에 체중이 늘어나기 시작했다. 식습관을 바꾼 것도 아니고 운동량이 갑자기 준 것도 아닌데 수시로 변비에 시달리고 행동이 굼떠지며 집중하기도 어려웠다. 의사는 갑상선기능저하증 관련 검사를 했지만 결과는 음성이었다.
짐의 아내 사라는 남편의 증상이 음식 때문일 것이라고 의심한다. 하지만 짐의 생각은 다르다. 왜냐하면 자신의 증상이 어머니와 형이 이른바 '문제가 다분한' 음식을 먹을 때 겪는 위경련이나 설사에 지나지 않기 때문이다. 게다가 체중이 줄어드는 게 아니라 늘고 있으며, 그전에는 한 번도 음식과 관련해 문제가 있었던 적이 없었기 때문이다.

---

* 저자의 주석 외에 번역자가 이해를 돕기 위해 추가한 주석은 '역자주'로 표기해두었다.

1 흥미롭게도 밀은 다른 생물에 비해 유전구조가 훨씬 복잡하다. 사람을 비롯해 생명체 대부분은 유전자 형질이 두 종류인데 반해 밀은 자그마치 여섯 종류나 된다. 밀의 21개 염색체는 160억 개의 DNA 이중 사슬을 갖고 있다. 이는 쌀에 비해 40배, 옥수수에 비해서는 6배, 사람에 비해서는 5배가 많은 수치다.
2 말린 빵, 채소, 양념으로 칠면조 등의 속을 채우는 것 - 역자주
3 phytochemical. 식물 속에 들어있는 화학물질로, 식물 자체에서는 경쟁 식물의 생장을 방해하거나, 각종 미생물·해충 등으로부터 자신의 몸을 보호하는 역할 등을 한다. 또 사람의 몸에 들어가면 항산화 작용이나 세포 손상을 억제하는 작용을 해 건강을 유지시켜 주기도 한다. - 역자주
4 식품을 곡류, 채소와 과일류, 어육류, 우유 및 유제품, 유지류 및 당류의 5가지로 분류하여 균형된 식사를 계획하여 먹을 수 있도록 만든 것 - 역자주

2장

밀의 실체를 들여다보기: 글루텐

> 가장 강하지도, 가장 영리하지도 않은,
> 변화에 가장 잘 적응하는 종이 마지막까지 살아남는다.
> ―찰스 다윈

밀에 보이는 부정적인 반응은 애당초 글루텐(밀에 함유된 단백질)에 보이는 반응이라 말할 수 있다. 다른 곡물에도 글루텐이 들어있지만, 밀은 사람들이 가장 흔하게 글루텐을 섭취하는 공급원이자 가장 관심을 두는 곡물이다. 글루텐을 이해하지 않고서는 밀에 얽힌 문제점을 파악할 수가 없다. 글루텐 불내증을 겪고 있다면 왜 그토록 많은 곡물을 멀리 해야 하는지부터 이해해야 한다. 불내증이란 영양분이 몸 안에 들어왔을 때 우리 몸이 영양분을 흡수하지 못하고 거부하는 반응이다.

밀에 들어있는 단백질은 약 100가지에 이른다. 그렇지만 밀을 먹을 때 몸에 나타나는 거부 반응은 주로 글루텐에 보이는 반응을 일컫는다. 글루텐은 밀에서만 발견되는 것이 아니라 몇몇 다른 곡물에서도 발견되는 단백질 군집이다. 따라서 문제를 일으키는 단백질 군집을 글루텐으로 통칭하곤 한다.

글루텐 불내증은 미국에서 가장 핵심적인 건강 문제다. 종종 이를 셀리악 병과 동일시하는 오류를 범하기도 한다. 그러나 셀리악 병은 글루텐 불내증의 한 가지 유형일 뿐이다. 글루텐 불내증이나 셀리악 병이라는 단어가 생소하거나 혼동되더라도 걱정할 것 없다. 이 책에서 차차 두 개념을 정리할 것이고 책 말미에 가면 두 개념을 완벽하게 이해할 수 있을 것이다.

이 장에서 다루는 내용은 다소 어렵다. 지금 당장 이해되지 않더라도 걱정할 필요는 없다. 일단은 빠뜨리고 읽어도 무방하다.

글루텐 불내증의 두 가지 양상

글루텐 불내증은 두 가지 유형으로 분류할 수 있다. 셀리악성과 비셀리악성이다. 셀리악 병은 글루텐 불내증의 가장 대표적인 유형이며 미국인 중 약 300만 명에게 영향을 미친다고 알려져 있다. 연령과 인종을 불문하고 모든 사람들에게 발생할 수 있다. 셀리악 병은 수많은 증상을 유발하는데, 이러한 증상은 누군가에게는 나타나고 누군가에게는 나타나지 않을 수도 있다. 의학계는 셀리악 병을 공식적으로 인정한다. 하지만 정작 의사들은 이 문제가 얼마나 흔한지 잘 모르는 탓에 관련 증상을 환자에게서 발견하고서도 이를 셀리악 병으로 진단하지 못하는 실수를 범한다. 셀리악 병이 매우 중요하고 비교적 흔한 건강상의 문제라는 것을 지적한 연구사례가 많은데도 실상은 이렇다.

셀리악 병 그 자체는 글루텐 불내증 전체에서 빙산의 일각에 불과하다. 셀리악 병에 대해 잘 알고 있고 환자가 그런 징후가 보일 때 셀리악 병 검사를 하는 의사는 몹시 드물다. 나아가 환자가 글루텐 불내증에 시달리고 있지만 셀리악 병은 아닐 수 있다는 사실을 아는 의사를 찾기는 더욱 어렵다.

사실 글루텐 불내증은 셀리악 병에 비해 훨씬 흔하다. 글루텐 불내증을 겪고 있는 환자의 수를 연구한 사례는 거의 없지만, 임상적 경험을 비롯해 공공연히 알려진 바에 따르면 글루텐 불내증에 시달리지만 셀리악 병을 앓고 있지 않은 사람은 자그마치 수백만에 이른다. 글루텐 불내증을 겪는 인구의 비율은 전체 미국인 중 약 10%인데, 이는 3,000만 명에 가까운 미국인이 글루텐 불내증에 시달리고 있다는 뜻이다. 비셀리악성 글루텐 불내증은 셀리악 병과 연관된 약 200가지의 건강 문제를 유발할 수 있다. 다음 장에서 이것에 대해 논의할 것이다.

위에서 언급한 것처럼 셀리악 병과 글루텐 불내증이라는 개념은 늘 혼용된다. 그 결과 두 질환의 본질이 혼동되는 결과를 초래한다. 이 책에서는 이 두 질환의 차이점을 명확히 하고 각자를 완벽히 정의하기로 한다. 또한 두 질환은 의학에 뿌리를 두고 있으며, 기초적인 검진을 통해 진단될 수 있다는 사실을 밝혀낼 것이다.

이 책에서 사용하는 글루텐 불내증이라는 용어에 셀리악 병이 포함된다고 생각할 수도 있을 것이다. 그러나 셀리악이라는 단어에 다른 종류의 글루텐 불내증이 포함되어 있다고 생각해서는 안 된다. 이 책에서는 셀리악 병을 아주 특수한 유형의 글루텐 불내증만을 의미하는 개념으로 사용할 것이다.

글루텐 알레르기

어떤 사람들은 글루텐에 대한 전형적인 알레르기 반응에 해당하는 증상에 시달리지만, 이것은 글루텐 불내증으로 분류되지 않는다. 이 사람들은 입술과 혀, 목이 붓는 등 두드러기가 나거나 알레르기와 연관된 증상에 시달린다. 이러한 경우는 글루텐 불내증이 아니라 글루텐에 알레르기가 있다고 진단된다. 그러나 이 책을 통해 알레르기와 불내증이라는 개념이 생각보다 명확히 구분되지 않는다는 사실을 알게 될 것이다.

밀 알레르기와 밀 과민증

한편 많은 사람들이 글루텐과 관계없이 밀 자체에 반응을 보이는데, 이것은 글루텐 불내증이나 글루텐 알레르기로 정의되지 않는다. 이 사람들은 글루텐이 아닌 밀에 든 다른 성분에 반응한다. 밀을 비롯해 밀과 가까운 곡식에만 이러한 반응이 나타나며 글루텐이 들어있는 다른 곡식에는 나타나지 않는다. 이러한 경우 밀 알레르기 또는 밀 과민증을 가진 것으로 간주된다.

글루텐이란?

글루텐은 밀의 주요 단백질인데, 여러 곡물에 들어있다. 글루텐은 플로라민의 일종으로 프롤라민은 일부 곡물에서 발견되는 단순 단백질로 분류된다. 그렇지만 모든 프롤라민이 글루텐 불내증과 연관된 것은 아니다.

글루텐은 밀가루 반죽을 쫄깃하게 만드는 몇 안 되는 성분 중 하나로 빵을 만들 때 꼭 필요하다. 빵을 만들 때 사용하는 이스트는 곡물에 들어있는 설탕을 발효시켜 반죽 안에 가스를 생성시킨다. 글루텐의 탄력성에 의해 반죽은 가스를 품어 부풀어 오르고, 그 결과 빵은 먹기 좋은 가볍고 폭신한 상태가 된다. 글루텐 없이는 빵을 만들기 어렵다.

글루텐의 유형은 다양하다. 글루텐은 보통 당단백질이라 부르는 탄수화물을 함유한 대형 단백질이다. 서로 다른 종류의 글루텐은 동일하지는 않지만 매우 유사하다. 탄성과 같이 실용적인 성질에서부터 생화학적 성질과 아미노산 배열마저 유사하다. 이 모두는 글루텐 불내증과 어느 정도 연관이 있는 것으로 보인다. 이처럼 글루텐의 종류는 다양하지만, 흔히 글루텐을 언급할 때 '글루텐들'이라 하지 않고 '글루텐'이라는 단수 표현을 쓴다. 이렇게 되면 밀, 호밀, 보리나 다른 곡물에 들어있는 글루텐을 구분하지 못하게 된다.

하지만 옥수수 글루텐은 이 장에서 언급하는 글루텐과는 다르다는 사실을 알아둘 필요가 있다. 옥수수 글루텐은 쌀 글루텐과 마찬가지로 글루텐 불내증에 시달리는 사람들에게 아무런 문제가 되지 않는다.

글리아딘이란?

글루텐은 넓게는 글리아딘과 글루테닌이라는 두 가지 카테고리로 분류된다. 소화는 위산과 췌효소(pancreatic enzyme)에 의해 진행되는데 이것이 소화관에서 일어나는 대표적인 소화 과정이다. 하지만 글리아딘과 글루테닌은 위산으로도, 췌효소로도 소화되지 못한다. 따라서 흡수되기 쉬운 작은 형태로 분해되지 못하는데 이것이 바로 글루텐 불내증의 핵심이다.

글리아딘과 글루테닌 모두 글루텐 불내증과 관련이 있어 보이지만 대부분의 연구는 글리아딘에 초점을 맞춘다. 글리아딘이란 용어는 이미 들어봤을 것이다. 글리아딘의 종류 역시 다양하지만 보통 여러 종류의 글리아딘 문제를 언급할 때 글리아딘이라는 단수 표현을 사용한다. 의사는 글루텐 불내증을 진단할 때 글리아딘에 대한 반응을 검사한다. 이 주제는 5장에서 더 상세히 설명할 것이다.

글리아딘에는 두 가지 중요 아미노산인 글루타민과 프롤라인이 풍부하게 들어있다. 아미노산은 생명을 유지하는 데 꼭 필요하며 서로 결합되어 단백질을 형성한다. 글루타민이 풍부한 글리아딘의 경우 아미노산 33개를 담을 정도의 크기를 자랑한다. 문제되는 것은 글루타민이 풍부한 글리아딘이다. 그렇다고 해서 글루텐 불내증에 시달리는 사람들에게 글루타민이 문제가 된다거나, 이 사람들이 글루타민을 멀리 해야 한다는 뜻은 결코 아니다. 오히려 그 반대인데 이는 글루텐 불내증을 다루는 장에서 설명할 것이다.

글루텐은 어디에서 발견될까?

독자 중에는 "어려운 이야기는 그만 하고, 어떤 음식에 글루텐이 있는지만 알려주세요"라고 말하는 분도 있을지 모른다. 앞서 언급한 것처럼 사람들은 대부분 밀을 통해 글루텐을 섭취한다. 그렇지만 우리가 먹는 다른 작물에도 글루텐이 들어있다.

그림 2. 곡물의 가계도

트리티컴 속에 속하는 작물은 종간 간격이 매우 가깝다. 이들은 글루텐 함량이 높다. 호밀과 보리 역시 글루텐을 함유하고 있다. 그 외에 다른 작물은 글루텐을 함유하고 있지는 않다. 그리고 왼편에서 오른편으로 갈수록 밀과 종간 간격이 멀어지는 것을 알 수 있다.

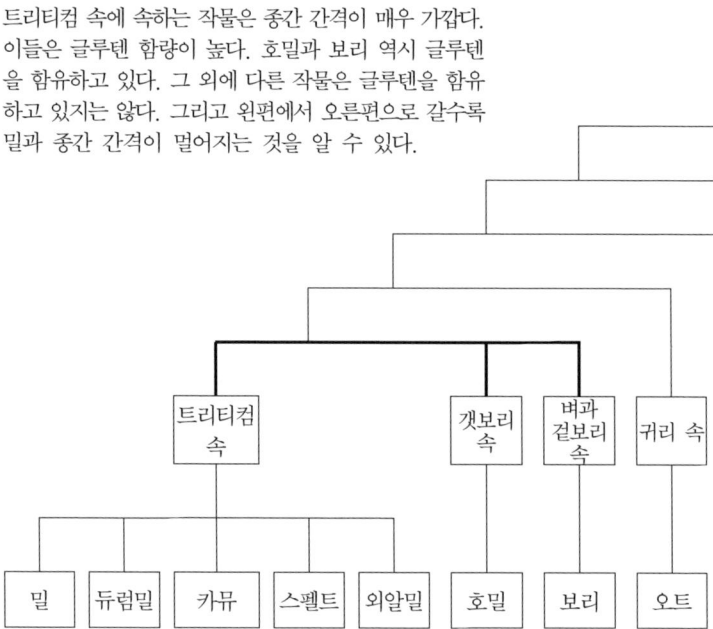

그림 2에서 소개되는 곡물의 종간 가계도를 보자. 트리티컴 속 그룹에 속하는 곡물인 밀, 듀럼 밀,[1] 카뮤, 스펠트,[2] 외알밀은 글루텐 함유량이 높다. 트리티컴 속과 거의 동종인 호밀과 보리 역시 글루텐을 함유하고 있다. 그림에서 이보다 우측에 있는 곡물에는 글루텐이 들어있지 않다. 이를 보면 밀과 유사종에 속할수록 글루텐 함

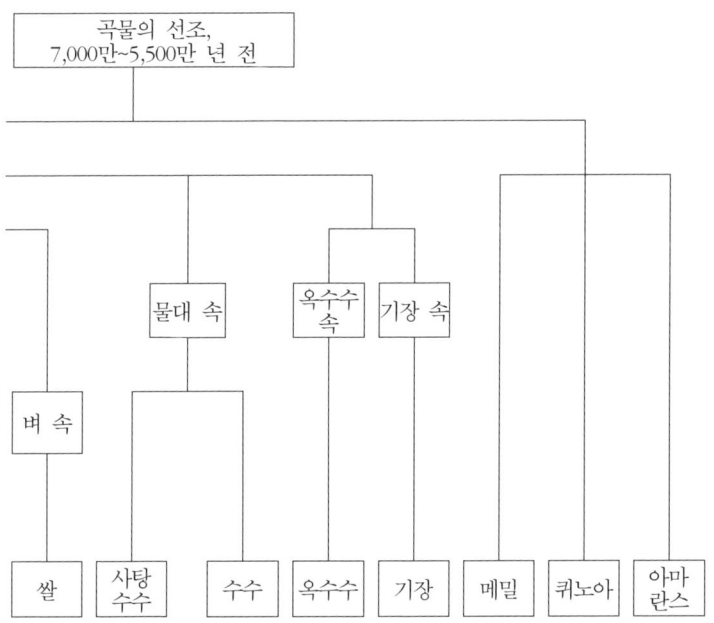

량이 높고 글루텐 불내증에 시달리는 사람들에게 문제가 될 가능성이 그만큼 크다.

  글루텐은 다음에 소개한 곡물과 이 곡물로 만든 모든 음식에 들어있다. 이 곡물로 만든 가공식품에 관한 정보는 9장에서 다룬다.

- 밀
- 보리
- 라이밀(신기호밀, 트리티게일)
- 세몰리나
- 쿠그쿠스[4]
- 마초(무교병)[6]

- 스펠트
- 카뮤
- 불가[3]
- 화리나[5]
- 통밀

- 호밀
- 듀럼 밀
- 외알밀
- 밀눈(맥아)
- 에머밀

글루텐이 들어있는 곡물에는 어떤 것이 있을까? 이에 관해 혼란스럽고 잘못된 정보가 많다. 글루텐이 확실히 들어있지 않은 곡물은 다음과 같다.

- 아마란스
- 기장
- 수수

- 메밀
- 오트[7]
- 테프

- 옥수수
- 쌀

조지

음식을 먹는 것은 조지에게 삶의 큰 낙이었다. 다행히도 조지는 형제들처럼 소화 관련 장애를 겪고 있지 않았기 때문에 예전부터 일일이 음식을 가려 먹지는 않았다. 조지는 고등학교 체육선생님이자 집안일도 많이 하기 때문에 운동량이 충분하다고 자신했고, 먹고 싶은 음식을 마음껏 먹어도 된다고 생각했다.

주중에는 시리얼 한 그릇, 토스트나 과일과 같이 간단한 아침식사로 하루를 시작했다. 주말에는 아이들이 제일 좋아하는 블루베리 팬케이크와 프렌치토스트를 준비해 아침을 배불리 먹었다. 조지는 점심에 샌드위치를 주로 싸갔지만 때때로 학교 식당에서 핫도그나 햄버거를 사먹기도 했다.

조지에게 저녁식사 시간은 하루 중 가장 행복한 순간이다. 조지와 그의 아내 리사는 항상 즐겁게 요리하며 함께 저녁식사를 준비한다. 가족과 함께 저녁을 먹으며 하루 일과에 관해 이야기를 나누는 것처럼 편안한 시간이 또 있을까. 매일같이 조지와 가족들은 신선한 빵이나 롤을 곁들인 전통적인 저녁만찬을 즐긴다.

아이들이 일이 있어서 식사를 하지 않으면 조지 부부는 패스트푸드를 사먹곤 했다. 조지 부부는 2주에 한 번씩 동네에 있는 이탈리안 식당이나 멕시코 요리 전문점에서 외식을 즐겼다. 조지는 술을 많이 마시지는 않지만 맥주는 즐기는 편이어서, 주말이나 금요일 퇴근 후에는 종종 맥주와 거대한 토르티야 칩 한 통을 들고 스포츠 경기를 관람하곤 했다.

대체로 조지의 식단은 여느 집의 가장과 다를 바 없었다. 항상 몸에 좋은 것만 먹고 있지는 않지만, "모든 것을 적당히"라는 영국 속담을 좌우명으로 삼았기에 그는 결코 체중을 걱정하지 않았다. 그런데 몇 달 전부터 꾸준히 체중이 불어나기 시작했다. 식사 이후에 위경련에 시달렸지만 유행성 질병 때문이라고 생각해 처음부터 이 두 증상을 연결시키지 못했다. 하지만 위경련이 계속되자 그는 지금부터 먹는 것에 신경을 써야 하는 것은 아닌가라는 생각을 할 수밖에 없었다.

조지가 상담했던 의사는 셀리악 병에 시달리고 있어서 음식 과민증에 대해 잘 알고 있었다. 조지는 검사를 받고 글루텐 불내증으로 진단받았다. 그는 글루텐이 들어있지 않은 음식만 먹으면서, 자신이 아침부터 퇴근 후에 마시는 맥주까지 하루에 얼마나 많은 글루텐을 섭취해왔는지 깨닫게 되었다. 식습관을 바꾸는 것은 쉬운 일이 아니었지만 지금은 자신에게 맞는 안전한 대체 식품을 많이 찾아냈다. 조지는 먹고 싶은 것을 먹으며 건강을 망치는 것과 식습관을 바꿔서 인생을 되찾는 것은 바로 자신의 선택에 달렸다는 것을 깨달았다. 그에게는 너무나 간단한 문제다. 밀만 없으면 더 건강해질 수 있는 것이다.

오트는 어떨까?

글루텐 불내증에 시달리는 사람이 오트를 먹어도 되는지의 문제는 오랜 기간 열띤 논쟁의 대상이었다. 오트에 밀, 보리, 호밀 등에 함유된 글루텐이나 글리아딘이 없다는 사실은 많은 연구사례를 통해 이미 밝혀졌다. 그렇지만 오트는 추수, 운송, 저장, 가공 과정을 거치며 다른 곡물과 섞이는 탓에 다른 곡물에 오염되어 있는 경우가 많다.

따라서 셀리악 병과 같이 글루텐 불내증에 시달리거나 글루텐에 민감한 사람들은 오트를 멀리해야 한다. 한편 글루텐이 없는 오트를 생산하는 기업도 있다. 이러한 업체는 경작에서 가공에 이르기까지 모든 단계에서 오트가 다른 곡물과 섞이지 않도록 관리한다. 이러한 업체에서 생산한 오트는 글루텐 불내증을 겪는 사람들이 먹어도 무방하다.

하지만 글루텐에 반응을 보이는 것과는 무관하게 오트에 반응을 보일 수 있다는 사실을 주지해야 한다. 오트에 반응을 보이는지 따로 검사할 수도 있지만 그런 경우는 많지 않다. 오트를 먹었을 때 반응을 보인다면 글루텐뿐만 아니라 오트에 대한 불내증을 겪고 있을 수도 있다.

브렌다

브렌다가 45세 생일을 맞기 직전에 일이 일어났다. 그녀는 편두통에 시달렸다. 보통 사람들과 마찬가지로 브렌다는 살면서 두통을 여러 번 겪었지만 이렇게 심한 적은 없었다. 직장에서 두통이 오면 운전조차 할 수가 없어서 퇴근할 때 남편을 불러야 했다. 브렌다는 폐경이 시작되면서 편두통이 올 수 있다는 것을 책을 읽고 알게 되었다. 몇 달 후에는 위경련과 설사가 시작되었다.

"나이를 먹으면서 몸이 완전히 망가지네요."

브렌다는 가족들에게 농담을 던졌다.

브렌다는 소화 관련 장애로 하루하루 견디기가 힘들어지자 의사를 찾아갔다. 몇 가지 검사에서 브렌다는 글루텐 불내증으로 진단받았다. 의사는 브렌다에게 글루텐 불내증 역시 두통을 유발할 수 있으니 밀을 그만 먹으라고 조언했다.

식단에서 밀을 빼고 나니 상태가 호전되었다. 그렇지만 브렌다의 기대와는 달리 증상이 완전히 사라지지는 않았다. 한때 과민성 대장 증후군을 겪었던 친구 사라는 브렌다에게 자신을 치료했던 의사에게 상담을 받아보라고 권했고, 그 의사는 밀 외에 다른 곡물에도 글루텐이 들어있다는 사실을 알려주었다. 또한 오트 역시 글루텐 함유 곡물에 오염될 수 있다는 사실을 알려주었다.

브렌다는 식단을 다시 바꿨고 글루텐이 들어있는 곡물을 식단에서 모조리 없앴다. 하지만 다행히도 브렌다가 안전하게 먹을 수 있는 곡물은 여전히 많다. 브렌다는 지금 완벽한 무글루텐 식사를 하고 있다. 편두통과 소화 관련 장애가 깨끗이 나은 덕분에 더 이상 하루하루가 괴롭지 않다.

요약

글루텐은 밀, 보리, 호밀과 몇 가지 기타 곡물에서 발견되는 단백질이다. 옥수수나 쌀 등의 다른 작물에도 글루텐이 들어있지만, 밀과 동종인 곡물에서 발견되는 유형의 글루텐만이 글루텐 불내증을 일으킨다.

이미 언급한 것처럼 비셀리악성 불내증에서부터 가장 많이 알려진 셀리악 병에 이르기까지 글루텐 불내증의 종류는 여러 가지다. 글루텐 불내증과는 확연히 구분되는 전형적인 글루텐 알레르기뿐만 아니라 글루텐과 상관 없는 기타 밀 알레르기 역시 흔하다. 각 주제에 대해서는 이 책에서 자세히 다룰 것이다.

글루텐이 무엇이고 어디에서 발견되는지 알아본 뒤 글루텐이 일으킬 수 있는 문제로 넘어가자.

---

1 durum wheat. 2립계의 밀로 마카로니 밀이라고도 부른다. 건조하고 고온의 기후에 알맞고 특히 생육 후기의 가뭄에 강하지만 비나 서리에 약하다. — 역자주
2 6배체 밀의 일종이다. 현재는 동부 유럽에 잔존 식물 정도로 남아있으며 건강식으로도 알려져 있다. — 역자주
3 쪘다 말린 밀의 가루로 만든 음식 — 역자주
4 으깬 밀로 만든 북아프리카 음식 — 역자주
5 곡식 가루 — 역자주
6 밀가루에 효소를 넣지 않고 구운 빵
7 오트가 종종 글루텐에 오염된다는 것에 주의해야 한다. 이 장 후반부 "오트는 어떨까?"를 참조할 것.

3장

밀에 약한 우리 몸

—글루텐 불내증과 글루텐 관련 질병의 여러 특징

> 누군가에게는 음식이지만 다른 사람에게는 맹독이 될 수 있다.
> —루크레티우스, 로마의 철학자

  글루텐 불내증은 수많은 증상[1]과 건강상의 문제를 유발한다. 사람들은 대부분 글루텐 불내증을 단순히 소화기능과 관련된 문제와 연결 짓고 있지만, 글루텐 불내증은 소화관에 나타나는 문제를 넘어 여러 합병증과 연관되어 있거나 합병증을 일으킬 수 있다.[2] 글루텐 불내증이 피부, 신경계, 근골격계, 면역계, 체력, 관절, 치아를 비롯해 행동과 기분에까지 지대한 영향을 미친다는 사실은 이미 잘 알려져 있다.

글루텐 불내증과 관련된 질환은 매우 다양하기 때문에, 이 장에서 나열한 질환들을 전부 읽고 난 뒤에는 모든 사람이 글루텐 불내증에 시달린다고 생각하게 될지도 모른다. 물론 모든 사람이 글루텐 불내증을 겪는 것은 아니다. 하지만 글루텐 불내증에 시달리면서도 이를 깨닫지 못하는 사람들이 미국에서만 수백만 명에 이른다.

글루텐 불내증을 겪는다 할지라도 특정한 증상이나 문제가 반드시 나타나지는 않는다는 사실을 알 필요가 있다. 이 장에서 언급한 질환들이 빠짐없이 나타나는 것도 아니다. 글루텐 불내증을 겪거나 양성으로 판정받는 사람 중에는 실제로 아무런 증상을 보이지 않는 사람도 있다.

이 장에서 다루는 대다수의 문제는 원인이 다양할 수 있다. 실제로 이러한 문제들은 숨겨진 원인의 일부가 증상 또는 징후로 발현된 것에 지나지 않기 때문이다. 예컨대, 피로를 유발하는 요인은 철 결핍증, 불면증, 스트레스, 갑상선기능저하증, 늦은 취침, 잘못된 식습관 그리고 이외에도 셀 수 없이 많다.

피로에 시달린다고 해서 반드시 글루텐 불내증을 겪는다고 할 수는 없다. 그렇지만 오직 글루텐 불내증만이 유발한다고 알려진 특정한 반응 두 가지가 있는데, 바로 다음 장에서 다루게 될 소장 융모 위축[3]과 포진성 피부염이다. 용어가 다소 생소하더라도 찬찬히 읽어보며 실마리를 찾기 바란다.

변비와 비만 그리고 기타 질병 유발

위에서 언급한 것처럼, 글루텐을 섭취했을 때 우리 몸이 보이는 반응은 여러 가지 건강상의 문제를 유발할 수 있다. 얼마 전까지만 해도 글루텐 불내증은 설사, 체중 감소, 복통, 가스, 복부팽만과 같이 소화기능과 관련된 장애만을 유발한다고 알려져 있었다. 그러나 요즘에 와서 학자들과 내과의사들은 글루텐 불내증에 시달리는 사람 가운데 이런 문제를 갖고 있는 사람들의 비율이 매우 적다는 사실을 알게 되었다. 연구와 환자들의 피드백을 통해 글루텐 불내증은 엄청나게 많은 문제를 일으키는 것으로 밝혀졌다. 많은 사람이 글루텐 불내증으로 생각했던 증상과는 정반대의 증상인, 변비와 비만에 시달리고 있다. 실제로 셀리악 병으로 진단받은 사람들의 상당수는 과체중이다.

글루텐 불내증 환자들은 한 가지 혹은 그 이상의 다양한 건강상의 문제에 시달린다. 이 장에서는 이 문제를 다루는 동시에, 글루텐을 섭취했을 때 우리 몸이 보이는 반응이 왜 그처럼 수많은 건강상의 문제를 유발할 수 있는지 설명할 것이다. 전부를 일일이 나열하면 양이 너무 많아지고, 대다수의 질환은 비교적 드물기 때문에 한꺼번에 전부를 소개하는 것보다는 유형별로 분류해 가장 흔한 몇 가지 문제부터 소개한다.

한편으로는 영아와 유아, 다른 한편으로는 성인과 어린이와의 차이점을 가리는 것부터 시작한다.

영유아에게 흔히 나타나는 질환들

글루텐 불내증에 시달리는 영유아는 어린이와 어른에 비해 특정한 문제를 경험하기 쉽다. 증상은 나이를 불문하고 나타나며 영유아에게 건강과 관련한 문제가 없다고 해서 글루텐 불내증을 겪지 않는다는 것은 아니다. 아이가 성장한 이후 글루텐 불내증으로 인한 문제를 겪을 수 있다. 글루텐 불내증이 영유아들에게 흔히 유발하는 질환은 다음과 같다.

- ◆ 배앓이
- ◆ 피로
- ◆ 설사
- ◆ 가스
- ◆ 구토
- ◆ 분출성 구토
- ◆ 성장 장애
- ◆ 거식증
- ◆ 복부팽만
- ◆ 습진
- ◆ 변비
- ◆ 수면 장애
- ◆ 화를 잘 내는 성격
- ◆ 만성 귀 염증

위에서 언급한 것처럼 영유아가 이런 증상에 시달리는 이유는 다양하다. 아이가 이러한 질환에 시달린다면 증상을 치료하는 것뿐만 아니라 질환이 유발된 이유를 알아야 한다. 증상을 억제하면 당장은 질환이 호전될 수 있지만, 아이의 건강에 장기적인 영향을 미치는 문제를 진단할 수 없기에 더 큰 문제를 덮어버리는 꼴이 된다. 영유아에 관한 문제는 8장에서 더 자세히 다루기로 한다.

어른과 어린이에게 흔히 나타나는 질환들

앞에서 말한 것처럼, 글루텐 불내증과 관련된 질환은 엄청나게 많다. 일부 질환은 영유아와 마찬가지로 어른과 어린이에게도 다른 질환보다 훨씬 흔하게 나타난다. 글루텐 불내증에서 흔히 목격되는 질환은 다음과 같다.

- ◆ 설사
- ◆ 변비
- ◆ 두통(편두통 포함)
- ◆ 속쓰림
- ◆ 피로
- ◆ 근육통
- ◆ 관절통
- ◆ 저혈당증
- ◆ 습진
- ◆ 여드름
- ◆ 피부 가려움증
- ◆ 골밀도 저하
- ◆ 정신이 흐릿한 현상
- ◆ 잦은 질병
- ◆ 빈혈(철 결핍성 또는 비타민 B_{12} 결핍성 빈혈)

전체 목록

위에 제시된 목록은 대표적인 질환을 간략히 언급한 것이며, 다음 페이지에 글루텐 불내증과 관련된 약 200가지 문제가 유형별로 빠짐없이 나열되어 있다. 소화, 피부, 감정, 신체, 신경/정신, 근골격, 호흡기, 여성 건강, 머리, 자가면역, 염색체 이상, 악성 종양, 기타로 분류했다. 일부 사례는 한 가지 이상의 유형에 속할 수 있는데, 이러한 경우 중복해서 기재했다.[4] 글루텐 불내증을 겪는 사람은 이러한 증상이나 질환이 하나만 나타날 수도, 여러 가지가 나타날 수도, 전혀 나타나지 않을 수도 있다는 사실을 주지해야 한다. 물론 이러한 증상이나 질환은 글루텐 불내증 이외의 원인이 유발한 것일 수도 있다. 하지만 글루텐 불내증은 여기에 나열된 질환과 '연관될' 수 있고, 이러한 질환 다수를 '유발'하는 것으로 알려져 있다.

소화 관련
- 복통
- 아프타성 궤양
- 자가면역성 간염
- 복부팽만
- 구내염(입병)
- 대장암
- 변비
- 위경련
- 설사
- 소화불량
- 간기능 장애(ALT, ALK, ALP와 같은 간효소, 간수치의 증가)
- 아미노기 전이효소의 증가/아미노기 전이효소의 상승
- 치아 법랑질 손상
- 유분증[5]
- 호산구 식도염[6]
- 호산성 위장염
- 식도염
- 과당 불내증
- 가스
- 위식도 역류질환
- 위 마비
- 속쓰림
- 지방간
- 간의 티세포 림프종(림프조직에 생기는 악성 종양)
- 장출혈
- 과민성 대장 증후군

유당 불내증
간질환
구역질
대변잠혈
췌장 기능 손상
췌장염
원발성 담즙성 간경변[7]
원발성 경화성 담관염[8]
만성 인후염
지방변
소장 융모 위축
구토

피부 관련
여드름
습진
피부염
포진성 피부염
피부 건조증
모낭 각화증
염증(두드러기)
발진
가려움증
건선

발적
눈 밑 다크 서클
선상 IgA 수포성 피부병
두드러기
유전성 혈관신경성 부종
피부 혈관염
결절성 홍반
장기 융기성 홍반
괴사 융해성 이동성 홍반
백반증
베체트 증후군[9]
구강 편평 태선[10]
피부 근염[11]
포르피린증[12]
원형탈모증
후천성 배냇털 과다증(다모증)
괴저성 농피증
어린선상 피부염[13]
펠라그라(홍반병)[14]
후천성 피부 이완증[15]
이형성 모반 증후군 및 선천성 거대 모반

감정 관련
불안
과민반응
우울증
감정 기복

신체 관련
피로
체중 감소
체중 증가
지구력 저하
체중 정체
만성 피로
성장 장애
저신장[16]

신경/정신 관련
자폐증
주의력결핍 과잉행동장애
 (ADHD)
집중력 저하
소뇌 위축증
정신이 흐릿한 증상
뇌백질병소

현기증/수면 장애
정신분열증
운동 실조증
간질
다초점 축돌기 여러 신경
 병증(다발 신경병증)
말초신경병증(손발이 감각이
 없거나 손발이 저리는 현상)
레트 증후군[17]

근골격 관련
관절염
섬유근육통
류머티즘 관절염
근육통
관절통
골다공증
골감소증
골연화증(구루병)
다발성 근염[18]
체력 저하
저신장
다발성 경화증[19]
중증 근무력증[20]

호흡기 관련
천명[21]
만성 부비강염(축농증)
호흡곤란
천식

여성 건강 관련
순환계 이상
불임(남성불임 포함)
월경불순
조기폐경
자연유산

머리 관련
두통
편두통
원형탈모증

염색체 이상 관련
다운 증후군

기타
빈혈
철 결핍증

비타민 B_{12} 결핍증(악성빈혈)
비타민 K 결핍증
엽산 결핍증
발기부전
레이노병[22]
혈액 호산구 수치 증가
낭포성 섬유증[23]
폐혈철증[24]

자가면역 질환 관련
에디슨 병
자가면역성 만성 간염
원형탈모증
당뇨병 타입 1
그레이브스 병
이차성 부갑상선기능항진증
자가면역성 갑상선기능항진증
특발성 부갑상선기능저하증
특발성 혈소판 감소 자색 반병
낭창(전신성 홍반성 낭창)
중증 근무력증
유육종증

피부 경화증
쇼그렌 증후군
갑상선염
소장 융모 위축

악성 종양/암 관련
대장암
식도암, 구인두암
악성 흑색종
비호지킨 림프종
소장선암

이처럼 글루텐 불내증은 우리 몸 구석구석과 관련이 있다. 글루텐 불내증과 관련이 있는 질환이 설마 이렇게 많을까? 하고 생각할 수 있겠지만 여기에 소개한 대부분의 질환과 글루텐 불내증 사이의 연관성은 의학 문헌에서 찾아볼 수 있다. 의학 문헌에 나와 있지 않은 질환은 임상 경험을 통해 연관성이 확인된 경우다. 지금껏 시행된 연구사례 대부분은 글루텐 불내증에서 범위를 좁혀 이러한 질환과 셀리악 병의 관계에 초점을 맞추고 있다. 그렇다면 글루텐 불내증과 관련된 질환은 더 많을 것이라 짐작할 수 있다.

안젤라
안젤라는 은행 지점장으로 퇴직했고 일생 동안 건강에 큰 문제를 느끼지 못했다. 어릴 적 만성 귀 염증으로 고생했고 나이가 들어서는 습진에 시달렸지만 심각한 병이 있는 것은 아니었다. 나이가 들어가면서 안젤라는 예전처럼 정신이 맑지 못하다고 느꼈지만, 지금 껏 나이가 들어서 그러려니 생각했다.

안젤라가 65세가 되었을 때, 의사는 일상적인 골밀도 검사를 받아보라고 권했다. 안젤라의 체중은 정상이었고, 가족들 역시 뼈에 문제가 없었다. 또한 담배도 피우지 않았기 때문에 골다공증에 걸릴 아무런 이유가 없었다. 몇 년 전 골다공증 예방에 관한 글을 읽고 난 이후로 안젤라는 칼슘 보충제를 하루도 거르지 않고 복용했다. 게다가 다양한 유제품을 식단에 넣고 규칙적인 운동을 게을리 하지 않았기에 검사 결과에 더욱 놀랄 수밖에 없었다.

"내 골밀도가 왜 이렇게 낮은 거죠?"

안젤라가 물었다. 의사가 그 정도 나이에 이런 검사 결과가 나오는 것은 이상한 일이 아니라고 몇 번이고 말해주었지만, 안젤라는 어찌 된 일인지 알고 싶었다.

안젤라는 자신이 왜 이런 질환에 시달리며 노력해도 효과가 없는지를 알기 위해 관련 문헌을 탐독했다. 그 결과 그녀는 숨은 질병 때문에 칼슘을 비롯한 영양소 흡수가 방해받을 수 있다는 사실을 알아냈고 의사에게 이러한 질병을 검사해달라고 요청했다. 글루텐 불내증을 검사하자 검사 결과가 양성으로 나왔다.

자신의 건강은 스스로 챙겨야 한다고 생각한 안젤라는 글루텐 불내증을 최대한 자세히 알기 위해 공부를 거듭했다. 그녀는 밀가루 섭취와 무관해 보이는 건강 문제가 모두 글루텐 불내증과 연관될 수 있다는 사실을 발견했다.

"글루텐을 먹지 않은 다음부터 피부가 훨씬 좋아졌어요."

안젤라는 의사에게 말했다.

"흐릿하던 정신도 맑아졌어요. 나이 때문이 아니라는 사실을 알고 나니 얼마나 안심인지 몰라요."

안젤라는 더 심각한 건강 문제로 악화되기 전에 자신의 병이 글루텐 불내증이라는 사실을 발견해 얼마나 다행인지 모른다고 안도한다.

왜 그토록 많은 문제가 생기는가?

"어떻게 그렇게 많은 문제들이 글루텐 불내증과 연관될 수 있지?"라고 의아해 할 수도 있을 것이다. 당연한 의문이다. 앞으로 이에 대한 궁금증을 풀어갈 것이다. 앞서 언급한 증상과 질환 대부분은 두 가지 유형으로 나뉜다. 영양소 흡수 불량이 유발하는 경우와 면역반응이 유발하는 경우(대표적으로 염증)다.

흡수 불량

우리는 당연히 우리 몸이 우리가 섭취한 것을 자동으로 흡수해서 활용할 것이라 생각한다. 그렇지만 몇 가지 이유로 우리는 음식에서 모든 영양소를 흡수하지는 못한다. 흡수 불량의 대표적인 원인으로 설사를 들 수 있다. 설사는 영양소가 장에서 미처 흡수되기 전에 몸 밖으로 빠져나가기 때문에 발생한다. 물론 설사 이외의 원인으로도 흡수 불량을 겪을 수 있다.

글루텐 불내증은 글루텐이 몸에 들어왔을 때 나타나는 반응이다. 이러한 반응은 소화관에서 시작되므로 글루텐 불내증이 있으면 소화가 잘 안 될 수밖에 없다. 또한 글루텐이 들어있는 음식을 먹거나 다른 음식을 글루텐과 함께 먹을 경우, 영양소를 최적으로 흡수하지 못하게 된다. 영양소 흡수장애와 직접 관련된 질환은 다음과 같다.

피로
성장 장애
치아 법랑질 손상
철 결핍성 빈혈
체력 저하
비타민 B_{12} 결핍성 빈혈
치명적인 빈혈
골연화증
골감소증
골다공증
체중 감소
지구력 저하
체중 정체

골밀도 감소는 골다공증이나 골감소증으로 나타나는데, 셀리악 병 환자 가운데 설사에 시달리는 어른과 아이에게 비교적 흔하다. 골밀도가 감소하면 뼈가 쉽게 부러진다. 이 경우 글루텐을 끊으면 골밀도가 증가한다. 20대 이상의 연령층이 셀리악 병과 설사를 동시에 앓고 있다면 골밀도 검사를 받아보는 것이 좋은데, 이 문제는 가능한 한 일찍 발견할수록 좋다.

방금 언급한 질환들은 영양소 흡수장애와 관련된 가장 뚜렷한 질환이다. 편두통이나 우울증 같은 다른 증상은 흡수장애에 따른 영양결핍이나 흡수 불량과 염증의 합병증으로 유발될 수 있다.

염증

염증은 면역 체계가 제 역할을 할 때 즉시 나타나는 증상이다. 글루텐 불내증을 겪는 사람은 면역 체계가 음식에 반응하기 때문에 몸 전체에서 광범위한 염증 질환이 시작될 수 있다. 57페이지의 전체 목록에 나와 있는 질환 대부분은 면역 체계 및 염증 반응과 관련이 있다. 거의 모든 피부질환, 소화 관련 장애 대부분, 모든 자가면역질환이 이러한 질환에 포함된다.[25] 전체 목록에 기재된 다른 질환 가운데 상당수는 면역반응 및 염증과 직접적인 관련이 있다.

기타 특별한 문제

다음에 언급한 몇 가지 질환은 연구가 많이 진행되어 글루텐 불내증과의 관련성이 더 자세히 알려져 있으므로 특별히 주의 깊게 볼 필요가 있다. 그럼에도 여전히 면역반응이나 영양결핍, 혹은 면역반응과 영양결핍 모두에 연관된 질환으로 분류될 수 있다.

악성 종양/암

셀리악 병에 시달리는 사람들에게 자주 발생하는 암에는 세 가지 유형이 있다. 소장선암, 식도암 및 구인두 편평세포암, 비호지킨 림프종이다. 셀리악 병은 이러한 암들과 관련된 유일한 질환인 동시에 이러한 암들이 발생할 가능성을 높인다.

대부분의 연구사례를 보면 식단에서 글루텐을 뺄 경우 셀리악 병 환자들이 이러한 암으로 진행되는 것을 예방할 수 있다. 예컨대 셀리악 병을 방치하면 소장선암에 걸릴 위험이 일반인에 비해 80배나 높아지는데, 무글루텐 식사를 시작하면 이러한 위험이 비약적으로 낮아진다. 하지만 무글루텐 식사를 하더라도 비호지킨 림프종에 걸릴 위험은 여전히 높게 나타난다.

이러한 위험요인을 생각하면 반드시 정기적인 신체검사를 받아야 하며, 최소한 자신의 연령대에 권장되는 대변잠혈반응검사[26]나 대장 내시경 검사를 받을 필요가 있다.

호산구

호산구는 백혈구의 일종이며, 일반혈액검사(CBC)[27]를 통해 측정할 수 있다. 또한 생체조직과 같은 조직 샘플을 검사해도 호산구 수치가 비정상적으로 높게 나타나는 것을 발견할 수 있다. 글루텐 불내증을 겪는 사람들은 혈액 내 호산구 수치가 상승하며, 호산구 식도염, 호산성 위장염과 같은 질환에 종종 시달린다. 그러므로 호산구 수치가 높다면 글루텐 불내증 검사를 꼭 받아볼 필요가 있다.

생식력

셀리악 병은 여러 가지 방식으로 여성의 생식능력에 영향을 준다고 알려져 있다. 생리 시작 연령을 늦추고 생리 불순과 습관성 유산, 조기폐경을 유발하기도 한다. 셀리악 병은 또한 남성의 생식능력에도 영향을 미친다고 알려져 있다. 게다가 저체중아 출산율을 높이며 모유 수유 기간을 단축시킨다. 일부 연구사례를 통해, 식단에서 글루텐을 제거하면 이러한 문제가 개선되고 경우에 따라서는 말끔히 치료된다는 사실이 드러났다.

자가면역질환

면역 체계의 목적은 박테리아, 바이러스, 심지어는 음식과 같은 외부 침입자를 방어하는 것이다. 그렇지만 자가면역질환에 시달리는 사람은 면역 체계가 몸의 일부를 공격한다. 셀리악 병은 자가면역질환인데, 다음 장에서 이 주제를 다룰 것이다. 셀리악 병 환자가 기타 자가면역질환에 시달릴 확률 역시 보통 사람에 비해 10배나 높다.

셀리악 병을 앓는 사람들이 왜 자가면역질환에 쉽게 노출되는지는 정확히 알려져 있지 않다. 그렇지만 셀리악 병을 조기에 발견해 글루텐을 먹지 않으면 자가면역질환을 예방할 수 있다. 이미 자가면역질환에 시달리고 있는 경우에는 글루텐을 끊으면 증상이 호전될 수 있으나 이는 매우 드문 사례다.

신경 관련 장애

정신분열증에서부터 간질, 인지장애에 이르기까지 수많은 신경 관련 문제도 글루텐 불내증과 관련되어 있다. 신경 관련 문제와 글루텐 불내증의 관계를 다룬 의학 문헌은 매우 흥미롭다. 의사인 로드니 포드(Rodney Ford)가 저술한 ≪풀 오브 잇 Full of It≫은 이에 관한 훌륭한 자료이다. 신경 관련 문제는 글루텐에 대한 면역반응이나 영양소 흡수 불량과 관계가 있을 수도, 없을 수도 있다. 그렇지만 글루텐 불내증이 개인의 정신 건강에 지대한 영향을 미친다는 사실에는 의심의 여지가 없다.

왜 사람마다 나타나는 증상이 다를까?

"사람마다 글루텐 불내증이 다른 양상으로 나타나는 이유는 무엇일까?"

이 질문은 매우 중요한 질문이다. 아무도 이 질문에 대한 답을 알지 못한다. 다만 우리 건강에 영향을 미치는 여러 가지 요소 및 유전자와 연관이 있다고 추측할 뿐이다.

앞에서 설명했지만 글루텐과 글루텐이 유발하는 문제 사이에는 단순한 일대일 관계가 성립하지 않는다. 이것이 바로 의사들이 셀리악 병이나 글루텐 불내증이라고 진단하기 어려운 가장 큰 장애물일 것이다. 의사들은 좀 더 명확한 것을 기대한다. 의사들은 각각의 문제마다 한

가지 원인을 찾아 한 가지 치료법을 택하는 것에 익숙하다. 하지만 글루텐 불내증은 그런 방식으로 접근하기가 곤란하다.

글루텐에 중독성이 있을까?

약 30년 전, 학자들은 글루텐이 오피오이드로 작용하는 펩티드 화학성분을 함유하고 있다는 사실을 발견했다. 이것은 현재 정설로 받아들여지는데 오피오이드는 아편제와 효능이 유사하며 유제품, 쌀, 쇠고기, 시금치를 비롯한 기타 음식에도 오피오이드가 상당량 들어있는 것으로 알려져 있다.

아편제는 신경계에서 엔돌핀으로 알려진 신경전달물질의 작용을 촉진한다. 아편제는 통증을 억제하고 불안을 덜어주며 충분한 양을 쓸 경우 행복한 기분을 느끼도록 해준다. 아편제는 천연물질이지만 진통제로 쓰여 여러 가지 문제를 해결하기도 하는데, 흔히 통증을 다스리는 용도로 쓰인다. 하이드로코돈(비코딘), 옥시코돈(퍼코댄, 옥시콘틴), 메페리딘(데메롤) 등이 아편 성분을 이용한 진통제이며, 기침(코데인 처방), 설사(로페라미드 처방)뿐 아니라 헤로인(메타돈 처방)에 중독된 사람들에게도 쓰인다. 이러한 약제들 상당수는 중독성이 있고 많은 부작용을 일으킨다.

흥미로운 사실은 셀리악 병 환자 중 다수가 자신들이 글루텐에 중독되었다고 느낀다는 것이다. 글루텐에 오피오이드가 들어있다는 사실을 아는 사람들은 그 이유를 글루텐에 함유된 아편 성분에서 찾기도 한다. 최근에야 글루텐에 아편 성분이 들어있다는 사실이 알려졌는데, 이러한 정보에 근거해 글루텐(일부 사례에서는 유제품)을 멀리 하자는 운동이 일어났다. 제임스 브레일리(James Braly)와 론 호건(Ron Hoggan)이 쓴 ≪위험한 곡물Dangerous grains≫이라는 책이 이러한 운동에 기름을 부었다. 하지만 음식에 들어있는 아편이 인체에 어떤 영향을 미치는지에 관한 연구는 매우 빈약한 실정이며 그나마 기존의 연구조차도 인간이 아닌 동물을 대상으로 실험했다는 한계가 있다. 하지만 이러한 음식에 들어있는 오피오이드 성분이 어떻게든 작용한다면, 아편과 마찬가지로 각기 다른 사람에게 다른 방식으로 영향을 미칠 것이다.

자폐증 자녀를 둔 부모들은 오래 전부터 아이를 위해 글루텐과 유제품을 멀리 해야 한다고 믿어왔다. 일부 의학 논문에는 글루텐 섭취가 정신분열증과 연관되어 있다는 가설이 나와 있다. 더 연구해야 할 문제이지만, 사람이 느끼는 감정, 정서, 행동 및 정신의학의 관점에서 글루텐이 아편과 유사하게 작용한다는 것은 흥미로운 일이다. 그렇지만 글루텐에 들어있는 오피오이드가 글루텐 불내증과 어떤 관계가 있는지는 특별히 알려진 바가 없다.

그렇지만 셀리악 병 환자와 마찬가지로 글루텐 불내증에 시달리면 장에 손상을 입어 소화관 내벽의 투수성이 높아진다. 따라서 오피오이드가 더 많이 흡수되어 글루텐이 아편처럼 작용하기가 더 쉬워진다.

요약

　우리는 이 장에서 글루텐 불내증이 광범위한 질환을 일으키거나, 이러한 질환과 연관되어 있다는 사실을 검토했다. 이러한 질환 대부분은 흡수 불량이나 염증과 관련이 있는데, 이 모두 글루텐 불내증을 앓는 사람들이 시달리는 질환이다. 한편 이러한 문제가 동시다발적으로 나타날 수도 있지만 전혀 나타나지 않을 수도 있다. 이처럼 증상이 일관되지 않은 탓에 의사들은 글루텐 불내증을 검사해야 한다고 판단하기가 쉽지 않다.

1 의학계에서는 징후(signs)와 증상(symptoms)의 개념을 구분한다. 징후란 환자가 아닌 제3자가 관찰할 수 있는 객관적인 현상을 의미한다. 예를 들어, 저장철 수치가 낮다는 것을 보여주는 검사 결과나 몸에 나타난 발진은 징후에 해당한다. 반면, 증상은 직접 객관적으로 관찰할 수 없는 주관적인 것을 의미한다. 예컨대 복통은 증상에 해당한다. 이 책에서는 논란을 확대시키지 않기 위해 두 용어를 증상(symptoms)으로 통일하고자 한다.
2 글루텐 불내증이 일정한 문제를 '일으킨다(유발한다)'는 말은 글루텐 불내증이 특정한 증상이나 손상에 책임이 있다는 것을 의미한다. 일정한 문제와 '연관되었다'거나 '상호 연관성이 있다'는 말은 글루텐 불내증에 시달리는 사람들에게 증상 또는 손상이 목격되지만, 글루텐 불내증이 실제로 그것의 원인인지는 확실치 않다는 것을 뜻한다. 말하자면, 두 가지 사건이 한꺼번에 일어나기 쉽다는 것일 뿐이다. 상관관계가 있을 수 있지만, 아직 증명된 것은 아니라는 뜻이다.
3 그러나 일부 연구에 따르면 글루텐 불내증 이외의 질환 역시 융모 위축을 일으킬 수 있다고 한다. 관련 내용은 다음 장에서 다루기로 한다.
4 가나다 순 목록은 부록 C에 나와 있다.
5 대변이 뜻하지 않게 흘러나오는 것 – 역자주
6 호산구는 말초혈액 백혈구의 1~3%를 차지하고 있는 과립구의 일종 – 역자주
7 원인 없이 간 안의 소담도의 만성적인 염증과 섬유화로 인한 협착으로 담즙 배설에 장애를 일으켜서 간실질의 손상이 발생되는 질환 – 역자주
8 원인 없이 간의 안과 밖으로 연결된 담도관에 염증이 오거나, 좁아지는 만성간질환 – 역자주
9 전신의 혈관에 염증을 나타내는 질환 중 하나로, 증상으로는 만성적인 궤양이 구강과 성기에 자주 재발되고 눈과 피부 등에 다양한 증상을 나타내는 질병 – 역자주
10 입안에 붉고 납작한 두드러기가 많이 생기는 피부병 – 역자주
11 전신권태감, 발열, 관절통 등을 전구증상으로 피부에 홍반, 유종, 근력저하, 근육통 등을 초래하는 질환 – 역자주
12 혈액 색소 성분인 포르피린이 혈액과 조직에 침적하는 선천성 대사이상증 – 역자주
13 비늘 모양 피부염이라고도 한다. – 역자주
14 니코틴산이 모자라서 일어나는 병. 열대나 아열대 지방에 많으며, 햇빛 노출 부위에 피부염이 발생하고 시력 장애, 경련, 설사, 정신 장애 등을 일으키기도 한다. – 역자주
15 결합조직 질환으로 피부가 느슨해지거나 늘어나고, 주름이 생기거나 탄력이 부족해지는 등의 증상이 나타난다. – 역자주
16 같은 성별을 가진 같은 연령 소아의 키 정규분포 상에서 키가 3%(100명 중 작은 쪽에서 3번째) 미만인 경우 – 역자주
17 여자아이에게만 발병하는, 원인이 밝혀지지 않은 퇴행성 신경질환 – 역자주
18 여러 개의 근육에 동시적으로 나타나는 자가면역성 염증성 질환 – 역자주
19 다중추신경계의 탈수초성 질환(demyelinating disease; 신경세포의 축삭을 둘러싸고

있는 절연물질인 수초가 탈락되는 질병) 중 가장 흔한 유형이며, 주로 젊은 연령층에서 발생하는 만성 염증성 질환— 역자주
20 신경전달물질인 아세틸콜린이 근육 부위의 수용체에 부착되어 근육이 운동을 하는 과정에서 이상이 생겨 발생하는 병 — 역자주
21 주로 들숨 때보다는 날숨 때 발생하는 쌕쌕거리는 숨소리로 기관지 천식의 대표적인 증상—역자주
22 혈관운동신경 장애를 주된 증상으로 하는 질환 — 역자주
23 염소 수송을 담당하는 유전자에 이상이 생겨 신체의 여러 기관에 문제를 일으키는 선천성 질병 — 역자주
24 폐출혈에 동반해서 폐에 헤모시데린(hemosiderin)이 침착한 상태 — 역자주
25 저자는 심혈관 질환이나 알츠하이머, 파킨슨병과 같은 기타 염증성 질환 역시 음식에 대한 면역반응과 관련이 있다는 견해를 제시한다.
26 대변의 혈액을 측정하는 것. 무엇보다 대변의 혈액은 용종이나 암의 원인이 될 수 있다.
27 CBC는 온혈구계산 또는 전체혈구계산이라고 하는데, 일반적으로 실시하는 혈액 검사여서 일반혈액검사라고도 한다. 혈액의 세포 수 계산, 적혈구 지수의 평가 등을 통해 혈액, 심장, 신장, 영양상태 문제를 포함하여 많은 것을 알 수 있게 해준다. — 역자주

2부

셀리악 병

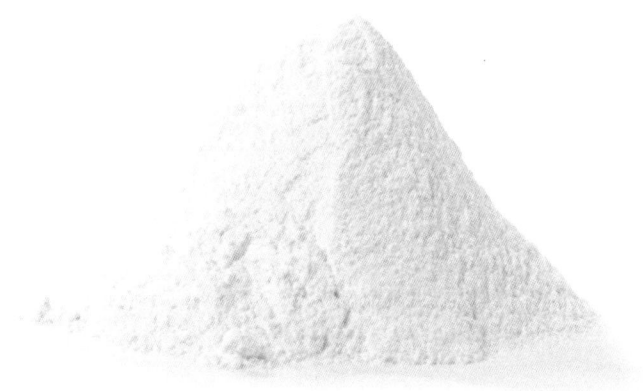

4장

셀리악 병의 본질 파악하기

믿고자 하는 의지와 완전히 다른, 찾고자 하는 의지가 필요하다.
—버트런드 러셀

여러 유형의 글루텐 불내증을 이해하려면 셀리악 병이 무엇인지부터 정의해야 한다. 그러면 셀리악 병과 글루텐 불내증의 차이점을 쉽게 이해할 수 있을 것이다. 셀리악 병은 다양한 유형의 글루텐 불내증을 대표하지 못하며, 글루텐 불내증의 매우 특수한 유형에 해당할 뿐이다.

이 장에서는 셀리악 병을 검사하는 여러 가지 방법을 소개하고, 각 방법의 장단점을 아울러 설명하려 한다. 이러한 검사법을 이해하면 글루텐 불내증을 다루는 광범위한 학문 분야에서 셀리악 병의 적절한 위치를 찾을 수 있다. 그러나 내용이 지나치게 전문적이고 지루하게 느껴진다면 지나쳐도 좋다. 셀리악 병의 자세한 내용을 알고 싶을 때 읽으면 된다. 다른 유형의 글루텐 불내증과 진단법은 다음 장에서 자세히 다룰 것이다.

셀리악 병을 앓는 경우 발생하는 질환

셀리악 병 환자가 글루텐을 섭취하면 소장의 융모에 아주 특수한 형태의 손상을 입는다. 융모는 장관의 표면이 손가락처럼 길게 뻗어 확장된 것으로서 현미경으로만 볼 수 있을 만큼 작다. 이처럼 작은 융모 하나하나가 모여 소장의 표면에서 굉장히 넓은 면적을 차지하기 때문에 건강에 아주 중요한 영향을 미친다.

셀리악 병에 시달리는 사람은 소장의 융모가 닳아 있거나 뭉툭하게 변하는데, 이를 가리켜 소장 융모 위축이라 부른다. 마치 손가락을 편 상태와 주먹을 쥔 상태가 다른 것과 유사하다. 편 손가락 모양은 건강한 융모이고 주먹 쥔 손가락의 관절 같은 모양은 뭉툭해진 융모라 할 수 있다. 손가락을 펼 때의 표면적이 주먹을 쥐었을 때보다 넓다. 융모가 뭉툭해지면 소장의 표면적은 정상적인 상태보다 많이 줄어들게 된다. 이것은 곧 영양소를 잘 흡수할 수 없게 된다는 것을 의미하는데, 이렇게 되면 앞장에서 소개한 흡수 불량에 따른 여러 가지 질환이 나타난다.

이에 관련된 내용 전반을 이해하려면 셀리악 병이 소장 융모 위축으로 정의된다는 것을 알아야 한다. 그러므로 소장 융모 위축이 나타나지 않는다면 셀리악 병에 걸리지 않은 것이다.[1]

소장의 융모는 어떻게 손상을 입을까?

셀리악 병 환자가 글루텐을 섭취하면 면역 체계가 발동해 글루텐뿐 아니라 장관[2]까지 공격한다. 왜 이런 현상이 일어나는지 정확한 이유를 모르지만 글루텐에 대한 유전적 반응일 것으로 짐작된다. 이는 면역 체계가 우리 몸 일부를 공격하는 것이기 때문에 자가면역반응이라 할 수 있다. 그러므로 셀리악 병은 자가면역질환인 셈이다.

소장의 융모가 공격받으면 소장 내벽의 근내막[3]도 공격을 받는다. 근내막의 특정한 부분이 공격을 받는데, 그 부분은 바로 조직 트랜스글루타미나아제라는 이름으로 알려진 효소이다. 이 효소는 소장 내벽의 손상을 복구하는 작용을 한다. 그렇지만 이 효소가 공격받으면 이러한 역할을 수행할 수가 없게 되고, 그 결과 소장의 손상을 초래해 소장 융모 위축을 일으키게 되는 것이다.

셀리악 병의 기타 명칭

셀리악 병을 지칭하는 이름은 한두 가지가 아니다. 국가에 따라,

때로는 의료인들의 습관에 따라 각기 다른 이름을 붙인다. 보통 셀리악 병을 지칭할 때는 다음과 같은 용어들을 사용한다.

> 셀리악 스푸루우[4]
> 셀리악
> 셀리악 병
> 지허터 증후군
> 글루텐 불내증
> 글루텐 과민성 장질환
> 글루텐 과민증
> 비열대성 스푸루우[5]

이러한 이름들이 셀리악 병과 개념상 혼용될 수 있는지는 중요한 문제이며 다음 장에서 이 문제를 다룰 것이다.

누가 셀리악 병에 걸릴까?

많은 이들은 셀리악 병이 상당히 흔한 질환임을 깨닫지 못하고 있다. 미국의 셀리악 병 환자 수는 자그마치 약 300만 명이며 이는 거의 133명당 한 명꼴이다. 연령과 성별을 불문하는데, 영유아의 경우에는 글루텐을 처음 섭취하게 된 다음에 비로소 발견된다. 질병이라기보다는 알레르기에 가까운데도, 글루텐 알레르기로 부르기보

다는 글루텐 불내증으로 부르는 것이 일반적이다.[6]

오랫동안 사람들은 셀리악 병이 북유럽에서만 발견되는 질환이라고 믿었다. 그렇지만 이러한 믿음은 불완전한 정보에 근거한다. 조사해보지 않았기에 발견하지 못했을 따름이다. 다른 지역 사람들을 연구한 결과 셀리악 병이 단지 유럽이나 북미 사람들만의 문제가 아니라는 것이 명확히 드러났다. 이는 당연한 사실이다. 다른 지역에 사는 사람들이 백인에 비해 글루텐에 내성이 있다고 생각할 만한 근거는 어디에도 없다.

터키, 이란, 이라크, 사우디아라비아, 요르단, 쿠웨이트 역시 미국만큼이나 셀리악 병이 흔한 것으로 밝혀졌다. 이집트, 튀니지, 알제리, 리비아, 브라질, 아르헨티나, 베네수엘라, 우루과이, 칠레, 멕시코, 쿠바 역시 마찬가지다. 호주, 뉴질랜드도 빠뜨릴 수 없다. 인도 역시 다르지 않다. 중국과 일본, 한국 역시 예외가 아니다.

셀리악 병의 증상은 무엇일까?

모든 글루텐 불내증과 마찬가지로 셀리악 병의 증상은 다양하다. 흔히들 셀리악 병이 설사, 복통, 가스를 유발하는 것으로 생각한다. 그렇지만 최근의 연구에 따르면 셀리악 병에 시달리는 사람들에게서 이런 증상이 대부분 발견되지 않는 것으로 밝혀졌다. 대신 변비, 체중 증가, 피로, 두통, 속쓰림, 습진이나 여드름 같은 피부질환, 앞장에서 언급한 기타 여러 가지 문제가 나타난다.

셀리악 병이 있어도 아무런 증상이 나타나지 않을 수도 있다. 최근 연구에 따르면 셀리악 병 환자 가운데 절반 가까이가 아무런 증상도 나타나지 않는다. 그리고 셀리악 병 환자 가운데 상당수가 수십 년간 건강에 별다른 문제없이 지내며, 골다공증처럼 앞장에서 열거한 셀리악 병과 관련된 문제나 증상이 발견될 때까지 셀리악 병으로 진단받지 못한다. 또는 셀리악 병으로 최종 진단을 받기 전에 만성 빈혈(철 결핍성 빈혈 또는 비타민 B_{12} 결핍성 빈혈)과 같은 증상에 수십 년간 시달리기도 한다.

셀리악 병 진단하기

셀리악 병은 소장의 융모가 위축되었는지를 판별해 진단한다. 이것은 여러 가지 방식으로 가능한데, 소장 생체검사(소장 생검)와 일반 혈액검사로 가능하다. 이 절에서는 유전자 검사를 비롯해 각 검사 방법을 자세히 다룰 것이다.

검사 결과로서 양성과 음성의 의미

혼란을 없애려면 검사법을 설명하기에 앞서 음성과 양성이 실제로 무엇을 뜻하는지 명확히 정리할 필요가 있다. 흔히 음성(negative)이라는 말은 나쁜 것, 부정적인 것을 의미하지만, 신체검사에서 음성이라는 용어는 검사해보아도 해당 문제가 발견되지 않는다는 것을 의미한다. 양성이라는 말은 이상이 발견되었다는 것을 뜻한다.

양성 판정 결과가 좋으냐 나쁘냐는 시행하는 검사법이나 검사법을 바라보는 관점에 따라 달라진다. 해당 문제가 드러나는 것이 좋은 것일 수도, 나쁜 것일 수도 있다.

생체검사

내시경 검사 중에 실시하는 생체검사로 소장 융모 위축을 판별할 수 있다. 내시경 검사는 보통 장관을 샅샅이 살피고 탐색하는 작업이다. 일단 마취를 한 후 입 속으로 관을 삽입해 식도 아래로 늘어뜨리고 위를 지나 십이지장으로 알려진 소장의 상단에까지 넣는다. 이어 관 속의 광섬유가 위장관의 영상을 모니터에 전송한다. 의사는 모니터를 통해 식도, 위, 십이지장 내부를 관찰할 수 있다. 의사는 관에 기구를 넣어 생체검사 등을 할 수 있다.

소장 융모 위축은 내시경 검사를 통해서는 알 수 없고 현미경을 통해서만 발견할 수 있다. 그래서 조직 일부를 떼어내려면 몇 밀리미터 크기의 극소형 절단기가 필요한데, 이 절단기에 대해서는 나중에 좀 더 자세히 설명하기로 한다. 이 작업을 가리켜 생체검사라 부른다. 소장 융모 위축은 눈으로 볼 수 없기 때문에 의사는 어쩔 수 없이 융모 위축이 발생한 위치를 배운 대로 추정하는 수밖에 없다.[7] 소장 융모 위축을 발견할 가능성을 높이려면 최소한 네 번에서 여섯 번의 생체검사가 필요하다.

환자의 조직 샘플을 떼 내면 곧 실험실로 보낸다. 실험실에 도착한 샘플을 제대로 분석하려면 슬라이드에 잘 맞춰야 한다. 셀리악병으로 손상을 입은 조직 샘플 분석에 정통한 병리학자가 이 슬라이드를 분석해야 한다.

캐시

캐시는 고혈압이라는 진단을 받고 깜짝 놀랐다. 올해로 고작 48세에 불과한데다 가족들 중 고혈압을 앓은 사람이 없었기 때문이었다. 하지만 초기에는 약으로 쉽게 혈압을 조절할 수 있어서 큰 걱정을 하지는 않았다.

이후 몇 년 간 캐시에게 몇 가지 다른 질환이 나타났다. 특히 불면증에 시달리고, 종종 목에 발진이 생겼지만 스트레스가 원인이라고 생각해 대수롭게 여기지 않았다. 또한 항상 포만감이 들어 식사를 많이 하기 힘든데도 체중은 줄곧 불어났다.

캐시의 고혈압은 약으로 조절할 수 없을 정도로 심해졌다. 엉덩이와 발목이 너무 아파 몇 분 이상 걷지도 못하고 서 있기조차 힘들었다. 또한 땀이 비 오듯 흘렀다. MRI 검사 결과 캐시의 병은 척추관 협착증으로 밝혀졌다.

남편과 여행하던 중 어느 날 그녀는 오한과 구역질에 잠이 깼다. 다음 날 코가 막히고 목이 부어 맨 정신으로 있기 힘들었다. 그렇지만 이러한 증상은 며칠간 계속되었다. 휴가 마지막 날, 캐시는 너무 고통스럽고 지쳐 그 날 일정을 취소하고 집으로 돌아올 수밖에 없었다. 집으로 돌아온 다음 날, 캐시 부부는 휠체어를 주문했다.

캐시의 증상은 계속되었다. 여행을 다녀온 지 2주가 지나 혈압이 급격히 떨어졌고 가슴이 쿡쿡 찌르기 시작했다. 심장마비가 오는 게 아닌지 덜컥 겁이 나 응급실을 찾았다. 검사 결과 심장에는 아무런 문제가 없었다. 캐시는 궤양일지도 모른다는 말을 듣고 집으로 돌아왔다.

의사는 한편으로 캐시가 바이러스에 감염되었을 것이라고 의심했다. 그렇지만 만일을 위해 내시경 검사를 권했다. 생체검사 결과 놀랍게도 캐시의 병은 셀리악 병으로 밝혀졌다. 다행히도 캐시의 친한 친구 해일리가 이미 셀리악 병을 앓고 있어서 식사에서 글루텐을 없애도록 도와주었다. 이틀이 지나 캐시는 구역질이 없어졌다. 며칠이 지나 일을 그만두려고 하는데 놀랍게도 하루 종일 엉덩이가 불편하지 않았다. 일주일 만에 캐시는 몇 년 동안 불가능했던 서기와 걷기를 할 수 있게 되었고 휠체어에서 벗어날 수 있었다.

몇 년이 지난 지금 캐시는 더 이상 고혈압 치료를 받지 않는다. 때때로 의도치 않게 글루텐을 섭취하면 두통이나 가벼운 발진, 불면증, 둔부 통증을 겪지만, 대체로 아무 증상도 겪지 않고 있다. 글루텐을 먹지 못하는 걸 안쓰럽게 생각하는 사람들에게 캐시는 이렇게 말한다.

"그런 말 마세요. 제 인생을 찾았는걸요!"

생체검사에서 실수할 수 있을까

생체검사는 말처럼 쉽지 않다. 생체검사는 의사와 병리학자들의 해석과 경험, 운에 좌우되기 때문에 아주 주관적인 검사라 할 수 있다. 여기저기에서 문제가 발생할 수 있는데, 어떤 경우에 문제가 생기는지 살펴보기로 한다.

첫째, 소장의 융모는 너무 작아서 생체검사에서도 융모 위축을 확인하기가 쉽지 않다. 또한 융모 위축을 겪고 있어도 항상 소장에서 발생하는 것은 아니기 때문에 문제가 더 복잡해진다. 융모 위축이 거의 없거나 드문드문 있을 수도 있고 탐지할 수 없는 부위에 있는 경우도 있다. 그래서 의사가 생체검사를 여섯 번씩 하더라도 융모 위축이 발생한 부위를 검사한다는 보장은 없다.

둘째, 연구실에서 생체검사 결과를 정확히 해석하기 어렵다. 조직 샘플을 슬라이드에 제대로 맞추려면 운이 따라야 하고 환자에게 채취한 샘플들을 비교할 때까지 제대로 맞추었는지 병리학자들이 알아낼 방법이 없다. 샘플이 제대로 안 맞춰지면 융모 위축이 발생한 샘플이라 해도 발견하지 못할 수 있다.

셋째, 소장 융모 위축이 조직샘플에 실제로 나타났는지 판단하려면 병리학자들이 풍부한 경험을 갖추고 있어야 한다. 현미경으로 봐도 소장 융모 위축이라고 확실하게 판단이 서지 않는 경우가 있다. 손상의 정도는 다양하며, 일부는 매우 미묘한 탓에 앞서 설명한 모든 것들에 해당한다 할지라도 소장 융모 위축으로 진단하지 못할 수도 있다.

결론적으로 생체검사에 앞서 글루텐을 한동안 섭취하지 않았다면, 소장의 융모는 정상적인 상태를 회복할 수 있다. 그래서 셀리악병을 앓는다 해도 생체검사에서 융모 위축을 잡아내지 못하기 때문에 셀리악 병으로 진단되지 않을 수 있다. 보통 몇 주에서 몇 달 정도 글루텐을 멀리 할 경우 이런 현상이 일어난다.

생체검사 양성의 기타 원인

생체검사를 통해 소장 융모 위축을 진단받았다고 해도 그것이 셀리악 병을 앓고 있다는 뜻은 아니다. 우유 알레르기, 콩 알레르기, 생선 알레르기, 닭고기 알레르기, 기회감염, 열대 스프루우, HIV 양성인들의 장질환, 장림프종, 궤양성 공장염, 편모충증, 분선충증, 콕시듐증, 구충증, 백혈병, 장에 나타난 암종, 단백열량부족증 같은 질환이나 메토트렉세이트[8] 같은 의약품 역시 소장 융모 위축을 유발할 수 있다.

그 외에도 아직 발견하지 못한 다른 원인이 있을 수도 있다. 소장 융모 위축을 셀리악 병 이외의 병이 유발하는 경우는 매우 드물다는 것이 오랜 상식이었지만, 다른 원인을 찾으려는 노력을 하지 않아서 지금껏 찾지 못했다는 것이 사실에 가깝다. 역설적인 것은 이것이 셀리악 병을 진단할 때 의사들이 종종 빠지는 함정이라는 점이다. 셀리악 병에 주목하기 전까지 사람들은 이 병이 드물다고 생각했다. 하지만 셀리악 병이 점차 주목을 끌게 됨에 따라 융모 위축의 원인으로 유제품 알레르기, 콩 알레르기, 생선 과민증, 닭고기 과민증을 고려하는 경우가 거의 없다.

그렇다고 해서 생체검사에서 양성 판정이 나와 셀리악 병으로 진단받았는데도 진단이 잘못된 것으로 생각해야 한다는 뜻은 결코 아니다. 알고 있는 모든 지식을 간추려 본다면, 다음에 언급한 검사 결과마저 양성으로 나올 경우 정확한 진단일 확률이 높다. 그래도 생체검사가 완전무결한 검사법이라고 말하기에는 무리가 있다.

조직 트랜스글루타미나아제 항체 검사법

생체검사 다음으로 널리 쓰이는 셀리악 병 진단법은 조직 트랜스글루타미나아제 항체 검사다. 이 검사법은 소장 융모 위축을 진단하는 혈액검사로 생체검사만큼이나 유용하다는 사실이 일부 연구사례를 통해 드러났다. 그렇지만 경미한 융모 위축의 경우 음성으로 결과가 잘못 나올 수 있다는 연구사례도 있다. 여하튼 이 검사법의 정확도는 항상 생체검사에 비해 얼마나 정확한지 여부로 평가받는다. 왜냐하면 의학계에서는 생체검사를 절대표준으로 취급해왔기 때문이다.

생체검사 역시 불완전한 것이 문제다. 어느 검사법이 얼마나 정확한지를 다른 불완전한 검사법과 비교해서 판단하는 것은 바람직하지 않다. 그렇지만 글루텐 불내증으로 진단받으면 굳이 셀리악 병을 특정해 검사할 필요가 없기 때문에 생각만큼 큰 문제가 되지는 않는다.

앞서 설명한 것처럼, 조직 트랜스글루타미나아제는 장관의 손상을 치유하는 효소다. 셀리악 병 환자가 글루텐을 섭취하면 조직 트랜스글루타미나아제에 면역반응을 일으켜 항체를 생산한다. 이 항체는 이처럼 중요한 효소인 조직 트랜스글루타미나아제를 공격한다. 셀리악 병은 이러한 기제를 통해 자가면역질환이 되는 것이다. 조직 트랜스글루타미나아제는 우리 몸의 일부인데, 면역 체계가 이를 공격하게 된다.

면역 체계는 IgA 항체나 IgG 항체와 같이 조직 트랜스글루타미나아제에 대한 여러 가지 항체를 생산할 수 있다. IgA 조직 트랜스글루타미나아제 항체 검사는 셀리악 병 진단에 더 민감하고 IgG 조직 트랜스글루타미나아제 항체 검사보다 일반화되어 있기 때문에 더 흔히 쓰인다. IgA 항체 검사를 하게 된다면 IgA 총량 검사도 해야 한다. 왜냐하면 셀리악 병 환자 가운데 2% 가량이 IgA 결핍증에 시달리기 때문이다. 이것은 셀리악 병 환자들이 IgA를 거의 생산하지 못해 IgA 검사 수치가 항상 낮다는 것을 뜻한다. 이러한 사람들은 IgA 조직 트랜스글루타미나아제 검사 결과가 위양성으로 나올 수 있는데, 위양성(僞陽性)이란 실제로 셀리악 병에 시달리고 있지만 셀리악 병이 없는 것으로 판정되는 경우를 가리킨다. 그래서 IgA 총량이 정상 수치에 못 미치는 경우 IgA 결핍증 문제를 해결하기 위해 IgG 조직 트랜스글루타미나아제 검사를 대신할 수도 있다.

조직 트랜스글루타미나아제 항체를 측정하는 가장 일반적인 방법은 환자의 혈액 샘플에 트랜스글루타미나아제 효소를 가했을 때 조직 트랜스글루타미나아제 항체가 생겨나는지 관찰하는 것이다. 이 효소에 반응해 생겨나는 항체는 효소에 달라붙을 때 비로소 측정할 수 있다. 실험실에서는 사람으로부터 추출한 효소와 기니피그로부터 추출한 효소를 이용할 수 있다. 그렇지만 사람에게서 추출한 효소를 이용한 검사가 더 정확하다고 간주된다.

셀리악 병 말고도 간질환, 당뇨병, 중증심부전, 관절염, 일부 자가면역질환이 조직 트랜스글루타미나아제 검사에서 양성 판정을 유발하기도 한다. 그렇지만 앞서 설명한 생체검사에 관한 문제로 말미암아 이 환자들이 정말 셀리악 병이 아닌지를 확인하기는 어렵다.

이런 맹점을 무릅쓰고 알고 있는 모든 지식을 종합해서 조직 트랜스글루타미나아제 항체 양성 판정에 근거해 셀리악 병으로 진단하는 경우를 가정해보자. 이러한 경우 생체검사를 한다 해도 환자를 어떻게 치료해야 할지 뾰족한 방법이 나오는 것은 아니다. 조직 트랜스글루타미나아제 검사 결과가 음성으로 나왔다면, 검사를 진행하고 샘플을 분석하는 인원 하나하나가 경미한 증상을 능숙하게 잡아내지 않은 이상에는 추가로 생체검사를 시행해 셀리악 병으로 진단할 것을 기대하기는 어렵다.

검사를 시행하기에 앞서 한동안 글루텐을 섭취하지 않았다면 셀리악 병에 걸려 있어도 조직 트랜스글루타미나아제 항체가 몸에서 사라진 상태일 수 있다. 따라서 측정을 한다 한들 항체가 발견되지 않기 때문에 검사를 해보아도 셀리악 병이 있는지 없는지를 알 수가 없다. 얼마나 오래 글루텐을 섭취하지 않으면 이 같은 현상이 발생할 수 있는지는 아직 모르지만, 아마도 몇 주면 충분할 것이다.

이 외의 검사 방법은 부록 G에 실어놓았다.

생체검사가 절대표준인가?

생체검사는 셀리악 병을 검사하는 절대표준(Gold Standard)[9]으로 취급된다. 생체검사는 수십 년 간 셀리악 병 진단법으로 선호되어 왔다. 셀리악 병을 진단하는 기타 검사법이 얼마나 우수한지는 생체검사와 비교해 판단한다. 해당 검사가 믿을 만하다면 생체검사와 검사 결과가 일치하기 때문이며, 그렇지 못하다면 생체검사와 검사 결과가 일치하지 않기 때문이다. 그렇지만 생체검사 역시 검사한 사람이 실수할 가능성이 높다는 사실은 부인할 수 없다.

"에이, 설마 그럴까?" 하고 의문을 품는 이들이 있을지 모른다. 그저 혈액만 채취하면 되는 검사와 입원해서 진정제를 놓고 수술을 해야 하는 검사 가운데 한 가지를 선택해야 한다면 당연히 가장 쉽고 마음 편한 방법을 택할 것이다. 의사 역시 사람이다. 사람이 습관을 바꾸기는 쉽지 않다. 의사들은 웬만하면 혈액검사보다는 생체검사를 하려 든다. 생체검사는 복잡한 작업이기 때문에 혈액검사에 비해 가격이 비싸다. 또한 눈으로 볼 수 있다. 의학계의 관행은 '보는 것이 믿는 것'이다. 소화불량으로 의사를 찾아가면 의사는 내시경 검사나 결장경 검사, CT 촬영, 엑스레이, MRI, 초음파 검사와 같이 대부분 눈으로 직접 볼 수 있는 검사를 하려 들 것이다.

안타깝게도 소장 생체검사는 별 이유 없이 실시하는 경우가 많다. 특히 셀리악 병으로 진단받고서 실시하는 경우가 많은데, 셀리악 병으로 처음 진단받고 몇 달 또는 1년이 지나 환자가 나아졌는지 판단하기 위해 생체검사를 권하는 것이 일반적이다. 그렇지만 후속 생체검사를 받는다고 환자에게 달라지는 것은 아무것도 없다.

치료 계획이 바뀌는 것도 아니고, 치료법이 나아지지도 않고 나중에 있을 문제들을 예상하거나 예방하지도 못한다. 오히려 이 검사 때문에 치료가 방해된다고 보는 게 맞다. 소장의 융모가 정상으로 돌아오는지 그대로인지 궁금할 수 있고, 이것을 알아야 유용한 경우도 있겠지만 대부분은 연구 목적으로 검사하는 것에 불과하다. 대개는 증상을 보며 환자가 낫는 과정을 관찰하는데, 환자가 낫지 않는다면 다른 문제들을 생각해보아야 한다. 나중에 이 문제를 다룰 것이다. 어쨌건 1~2년 내에 내시경 검사를 한 번 더 하게 된다고 해서 셀리악 병의 실마리가 풀릴 것 같지는 않다.

생체검사를 그토록 강조하는데도 셀리악 병이 얼마나 흔한 질병인지 연구할 때 대부분 혈액검사를 이용한다는 것은 상당한 아이러니다. 일부 연구사례에서 혈액검사가 정확한지 검증하려고 생체검사를 시행했다는 사실이 이를 뒷받침한다. 혈액검사로 셀리악 병을 판정한 경우 다시 생체검사를 해보는 것은 대부분 별 소득이 없다.

셀리악 병을 어떻게 치료할 수 있을까?

셀리악 병을 치료하려면 글루텐을 먹지 말아야 한다. 이것은 행동으로 옮기기 어려울 수도 있다. 그렇지만 수많은 사람들이 글루텐을 아예 먹지 않는다. 물론 의식적으로 노력해야 한다. 빵류, 파스타, 간장, 수많은 가공식품에는 대부분 글루텐이 들어있다. 하지만 최근 식품회사들은 글루텐이 들어있지 않은 대체 식품의 생산규모를 유례없이 늘리고 있다. 글루텐 불내증을 설명한 장에서 이 주제를 더 자세히 살피기로 한다.

셀리악 병은 장기간 치료해야 하나?

다행히 글루텐을 먹지 않으면 장 손상이 회복된다. 며칠까지는 아니더라도 몇 주 만에 꽤 회복되며, 1~2년간 치유과정이 계속된다. 물론 치료 기간은 사람마다 달라 몇 달밖에 걸리지 않을 수도 있다. 이 기간은 나이에 따라서 변하기 마련이다. 모든 병이 마찬가지겠지만 환자의 나이가 많을수록 회복도 더디다.

포진성 피부염—피부에 생기는 셀리악 병?

포진성 피부염, 혹은 DH라는 이름의 피부질환은 셀리악 병의 일종이다. 왜냐하면 이 질환은 글루텐을 섭취하면 생기기 때문이다. 포진성 피부염에 시달리는 사람들은 극도의 가려움과 수포성 발진에 시달리며, 피부가 헐거나 피가 날 때까지 긁기도 한다.

포진성 피부염은 피부층의 최상단에서 IgA를 저장하는 피부조직을 생체검사 방식으로 검사해 진단할 수 있다. 이 검사는 소장 생체검사와 마찬가지로 검사자의 주관이 개입되는 검사이며 올바른 조직에 올바른 생체검사를 하기가 매우 어렵다. 사실 IgA 함유량은 물집을 검사해서는 측정할 수 없고 물집 주변 몇 밀리리터 범위를 검사해야만 측정할 수 있다. 생체검사의 한계로 말미암아 포진성 피부염에 시달리는 사람들의 생체검사 결과가 전부 양성으로 나오지는 않는다. 포진성 피부염을 앓는다고 해서 장에 융모 위축이 항상 발생하는 것은 아니다.

포진성 피부염 환자 가운데 80%만이 셀리악 병 양성으로 판정된다. 이 말은 곧 나머지 20%는 소장 융모 위축이 아니라는 이야기다. 피부 생체검사 결과가 소장 생체검사 결과와 상호 연관성이 깊다는 것이 밝혀졌지만, 포진성 피부염은 셀리악 병의 한 가지 유형으로 분류되었다. 그렇지만 포진성 피부염과 셀리악 병은 엄연히 서로 다르며 동시에 발생하거나 동일한 비율로 발생하지는 않는다.

소장 융모 위축과 함께 포진성 피부염은 글루텐 불내증이 일으킬 수 있는 대표적인 증상이다. 지금까지는 오직 글루텐 불내증만이 포진성 피부염을 일으킬 수 있다고 좁게 정의되어 왔다. 그렇지만 가려움증을 유발하는 피부질환을 비롯해 다른 피부질환(전 장에서 언급한) 역시 글루텐이 도화선이 될 수 있다. 하지만 이러한 질환은 글루텐 불내증 말고도 다른 이유로 나타날 수 있기 때문에 셀리악 병과 밀접하게 연관되어 있다고는 생각하기 어렵다. 소장 융모 위축과 마찬가지로 포진성 피부염은 증상일 뿐 질병이 아니다. 그래서 3장의 글루텐 불내증과 연관된 증상 목록에 포진성 피부염이 들어가 있는 것이다.

요약

셀리악 병은 글루텐 불내증으로 말미암아 소장에 손상을 입은 것으로 정의된다. 이 손상을 소장 융모 위축이라고 한다. 셀리악 병은 소장 융모 위축과 유사한 증상이다. 혈액검사의 일종인 조직 트랜스글루타미나아제 항체 검사는 소장 생체검사와 마찬가지로 셀리악 병을 효과적으로 진단할 수 있다. 그렇지만 소장 생체검사를 필요 이상으로 과용하는 경향이 있는데 사실 이 검사는 단순한 혈액검사 이상의 정보를 알려주지 못하는 경우가 많다.

이러한 검사법이 유효한지를 확신할 수는 없다. 그리고 글루텐 불내증 이외의 원인 때문에 검사 결과가 양성으로 나올 수도 있다. 소장 융모 위축을 유발하는 기타 원인이 무엇인지, 그러한 원인이 생체검사와 혈액검사에 어떤 영향을 미치는지 알기 위해서는 많은 연구가 필요하다. 흥미롭게도 유럽의 셀리악 병 진단 기준은 두 가지다. 하나는 식단에서 글루텐을 없앤 다음 환자의 질환이 개선되는 경우이며 다른 하나는 생체검사에서 양성 판정이 나온 경우다. 소장 융모 위축만으로 글루텐 불내증을 앓는지 판정할 수 없다는 것이 확실히 밝혀지고 나서 이러한 기준이 정립되었다. 소장 융모 위축을 생체검사로 진단하건 혈액검사로 진단하건, 소장 융모 위축으로 글루텐 불내증을 진단할 수는 없다.(이 기준은 셀리악 병으로 진단받았지만 글루텐을 끊어도 나아지지 않는다면, 그 이유를 좀 더 알아봐야 한다는 점을 시사한다. 이것은 12장에서 다룰 것이다)

셀리악 병을 진단하는 여러 검사법과 관련해 의문점이 있고 혼란스러운 것은 사실이지만, 널리 알려진 검사법은 일반적으로 아주 유용해 계속 믿고 사용해야 한다.

다행히도 한 걸음 물러나 셀리악 병과 꼭 같지는 않은 글루텐 불내증라는 전체적인 그림을 보면 여러 검사법의 맹점 대부분을 피해갈 수 있다. 이는 다음 장에서 다루기로 한다.

1 57페이지의 글루텐 불내증과 관련된 증상 및 질환의 전체 목록 중 소화와 자가면역질환 관련 란에 소장 융모 위축이 들어있다는 것을 유의하기 바란다. 해당 목록에서 소장 융모 위축 대신 셀리악 병이라는 용어를 사용할 수도 있다.
2 소화관 중 위를 제외한 소장, 대장, 맹장 등 창자 부분 — 역자주
3 격근 조직에 존재하는 결합조직으로 골격근 조직을 일정한 형상으로 유지하여 수축시 발생하는 장력을 골격에 전파하는 역할을 한다. — 역자주
4 스푸루우(sprue): 영양흡수부전의 만성 형태로, 만성 소화불량과 지방변을 주요 증상으로 하는 질환 — 역자주
5 스푸루우에는 열대성 스푸루우(tropical sprue)와 비열대성 스푸루우(nontropical sprue)가 있다. — 역자주
6 하지만 필자는 알레르기라 부르고 싶다. 그 이유는 면역반응이 알레르기를 유발하기 때문인데, 셀리악 병과 대부분의 글루텐 불내증은 면역 체계가 글루텐에 보이는 반응과 관련이 있다. ≪과민성 대장 증후군 치료하기≫에서 명확히 밝힌 것처럼, 필자는 알레르기라는 단어가 불내증이라는 단어보다 훨씬 정확한 표현이라고 생각한다. 예컨대, 글루텐 불내증과 유당 불내증은 공통점이 하나도 없는 전혀 다른 문제다. 유당 불내증은 효소 결핍을 의미할 뿐 면역 체계와는 관련이 없다. 그렇지만 글루텐에 대한 면역반응을 언급할 때 일반적으로 글루텐 불내증이라는 용어를 사용한다. 불내증이라는 단어가 부정확하다고 생각하지만, 글루텐에 대한 여러 가지 반응을 아는 것이 가장 중요하므로 이 책에서는 글루텐 불내증이라는 단어를 그대로 사용했다.
7 의사들이 주의할 사항: 생체검사 중 창자에 모종의 변화가 감지되는 경우 셀리악 병을 의심해볼 수 있다. 창자의 주름이 감소하거나 없어진 경우, 주름이 일그러져 있는 경우, 점막에 모자이크 모양이 나타나는 경우, 점막에 틈새나 균열이 생기는 경우, 혈관이 보이는 경우가 이에 해당한다. 그러나 이러한 변화가 나타나는 이유는 다양할 수 있고, 여전히 창자에 이상이 없는 것으로 보일 수도 있다.
8 전문 의약품으로서 혈병, 융모상피암 등의 질환에 제암제로 사용하는 엽산 길항제의 일종 — 역자주
9 Gold standard test는 병이 진행되는지 아닌지를 판단하는 가장 명확한 진단법을 말한다. 절대표준 검사 혹은 최종적인 표준 검사라고도 한다. — 역자주

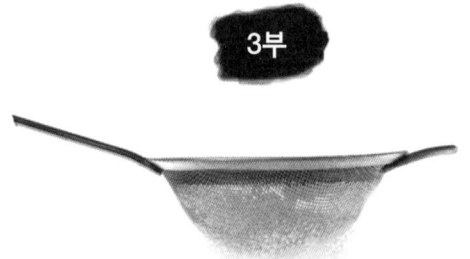

3부

매우 다양한 글루텐 불내증과 밀 알레르기

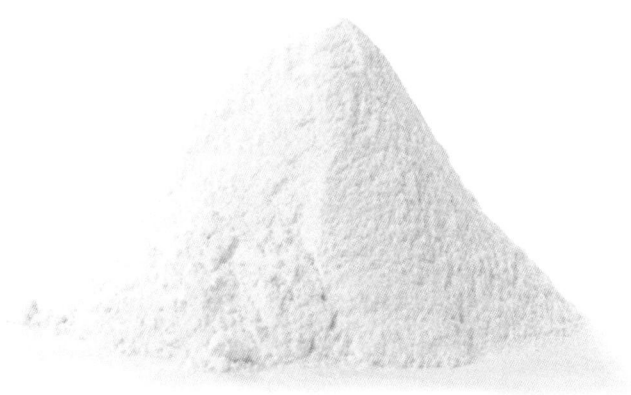

5장

글루텐 불내증은 무엇이고 어떻게 나타나는가

> 발견이란 모든 사람과 같이 보면서 다르게 생각하는 것이다.
> —알버트 기오르기, 노벨상 수상자

> 전류와 '보이지 않는 파동' 이론이 얼마나 비웃음을 샀는지 기억하는가? 인간의 지식은 아직도 걸음마 단계일 뿐이다.
> —알버트 아인슈타인

이 장에서는 셀리악 병의 정의를 충족시키지 못하는 여러 가지 유형의 글루텐 불내증을 살피기로 한다. 아마도 이 책에서 가장 중요한 내용일지도 모른다.

셀리악 병에 비해 셀리악 병이 아니면서 글루텐 불내증인 사람(비셀리악성 글루텐 불내증)을 다룬 글은 찾아보기가 어렵다. 그렇지만 셀리악 병으로 설명할 수 있는 범위에서 벗어나 글루텐에 반응을 보이는 사람들은 훨씬 많다. 셀리악 병이 대중매체와 의학계의 관심을 독차지하고 있지만, 글루텐 불내증을 앓으면서 셀리악 병으로 진단되지 않는 사람들은 무수히 많다.

독자들에게는 비셀리악성 글루텐 불내증의 개념이 생소하게 느껴질 것이다. 그래서 "셀리악 병과 글루텐 불내증은 같은 것 아닌가요?"라는 질문을 할 수도 있겠지만, 이에 대한 정답은 "그렇지 않다"이다. 글루텐을 견디지 못하는 사람들이 검사를 받아도 셀리악 병이 아닌 것으로 진단되는 경우가 많기 때문이다.

어떻게 그런 일이 가능할까? 글루텐 불내증을 겪고 있지만 의사가 셀리악 병이 아니라고 말해준 환자도 있기 마련인데, 이러한 경우 의사의 말이 맞을 가능성이 높다. 4장에서 논의한 것처럼 올바른 검사법으로 정확하게 검사했다면 셀리악 병을 앓고 있지 않을 확률이 크다.

그렇지만 기타 유형의 글루텐 불내증이 셀리악 병만큼이나 해롭고 간과할 수 없는 문제라는 점은 짚고 넘어가야 한다. 흔히 비셀리악성 글루텐 불내증이 셀리악 병에 비해 중요하지 않다고 생각하지만, 이것은 잘못된 추정에 지나지 않는다.

셀리악 병과 기타 유형의 글루텐 불내증의 차이

그렇다면 셀리악 병과 비셀리악성 글루텐 불내증은 어떤 차이점이 있을까? 4장에서 셀리악 병을 소장 손상의 특별한 유형인 소장 융모 위축으로 정의했다. 소장 융모 위축이 아니라면 셀리악 병이 아닌 것이다. 그러므로 셀리악 병과 소장 융모 위축은 결국 같은 것이다. 이것은 매우 중요한 핵심으로, 단순히 셀리악 병을 소장 융모 위축으로 정의하는 것이 아니라 셀리악 병 자체가 바로 소장 융모 위축이다.

그렇지만 이와 상관 없이 많은 문제가 글루텐 불내증 때문에 유발될 수 있다. 소장 융모 위축은 이 가운데 하나일 뿐이다. 따라서 셀리악 병은 여러 가지 글루텐 불내증의 한 가지 유형일 뿐이며, 셀리악 병이 글루텐 불내증 전체를 아우르거나 글루텐 불내증을 정의하는 것은 아니다.

또 다른 핵심은 소장 융모 위축으로 진단받았다면 이미 소장이 손상을 입었다는 사실이다. 글루텐을 끊으면 건강이 상당히 호전되나 경우에 따라서는 이미 회복 불가능한 손상을 입었을 수 있다. 소장 융모 위축은 대개 정상으로 회복되나 나이 든 환자일수록 회복이 어렵다.

글루텐이 건강을 해친다는 사실을 잘 모르는 탓에 소장 융모 위축으로 진행되는 것을 보고만 있어서는 안 된다. 소장 융모 위축과 기타 질환은 글루텐 불내증이 유발하는 다양한 증상을 검사해 예방할 수 있다.

그림 3. 글루텐 불내증과 셀리악 병의 관계

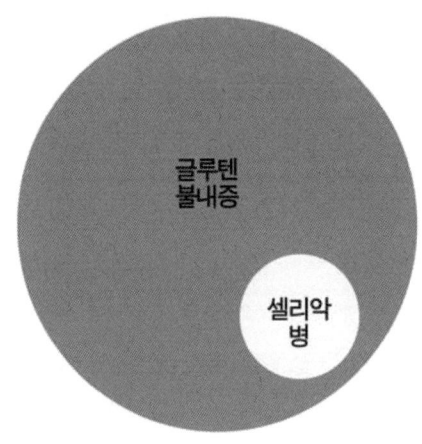

셀리악 병은 더 심각한 증상을 유발할까?

사람들은 종종 글루텐 불내증 가운데 최악의 경우가 셀리악 병이라고 넘겨짚는데, 이는 잘못된 생각이다. 셀리악 병으로 진단받으면 글루텐 불내증을 당연히 고민하겠지만, 셀리악 병이 아니라면 글루텐 불내증을 전혀 고민하지 않는 것이다. 안타깝게도 셀리악 병이 글루텐 불내증 가운데 가장 악화된 경우라는 발상은 의학계에서 비롯되었다. 질병이라는 단어를 쓰는 것에서도 그 실마리를 찾을 수 있다. 그렇지만 질병이라는 단어를 널리 쓰이는 개념으로 사용하면 셀리악 병은 질병에 해당하지 않는다. 셀리악은 박테리아나 바이러스가 아니며 전염되지도 않기 때문이다. 셀리악은 단지 음식에 대한 반응일 뿐이다. 오죽하면 셀리악 병보다 훨씬 위험한 치사성 음식 알레르기에도 질병이라는 강력한 낙인을 찍지는 않는다.

분명 셀리악 병은 생명이 위험할 정도로 심각할 수 있다. 영양소 흡수를 방해하는 탓에 무엇을 먹어도 흡수하기 어렵고, 살이 빠지며 탈수증이 오게 되어 병원에 가지 않고는 견딜 수 없는 상태가 될 수도 있다. 이처럼 극단적인 사례도 종종 있지만, 이것이 셀리악 병에 시달리는 사람들이 반드시 겪는 증상은 아니다. 사실 이러한 증상은 글루텐 불내증의 불가피한 최종 단계가 아닐 뿐더러 셀리악 병의 최종 단계라고 말하기도 어렵다.

셀리악 병 환자 다수는 오랜 기간 뚜렷한 증상을 보이지 않는다. 인생 대부분을 큰 병 없이 살거나 글루텐 불내증과 관련된 비교적 가벼운 건강 문제를 겪을 뿐이다. 그렇지만 골다공증과 같은 병으로 진단받으면 안목이 있는 내과의사는 셀리악 병을 찾아낸다. 의사가 안목이 없으면 대장암으로 커질 때까지 셀리악 병을 찾아내지 못할 것이다. 이 사람들에게 셀리악 병이 갑자기 발현하는 것은 아니다. 그들은 일생 내내 글루텐 불내증을 겪어 온 것이다. 아이들 역시 셀리악 병을 앓을 수 있다. 이러한 아이들 가운데 상당수는 극심한 고통에 시달려 이른바 '성장 장애'를 겪는다. 이러한 아이들은 음식에서 영양소를 흡수하지 못하는 탓에 체중이 늘지 않고 키도 자라지 않으며 기운이 없다. 대부분의 사람들이 올바른 진단을 받지도 못한 채 어떤 문제에건 시달린다.

분명 셀리악 병은 증상이 경미할 수도, 심할 수도 있다. 심각한 상태는 어느 나이대에서도 나타날 수 있다. 또한 셀리악 병이 아닌 글루텐 불내증을 앓는 사람 다수가 심각한 건강 문제에 시달리고 있다. 다시 한 번 3장에 있는 증상과 질환 목록을 살펴보자. 이 목록들은 셀리악 병만이 아니라 글루텐 불내증과도 연관성이 있다.

글루텐이 유발한 심각한 설사에 시달려도 셀리악 병이 아닐 수 있다. 또한 자녀가 글루텐 불내증으로 말미암아 성장 장애나 주의력 결핍을 겪더라도 셀리악 병이 아닐 수 있다. 글루텐 불내증으로 말미암아 만성 철 결핍증에 시달릴 수 있지만 셀리악 병은 아닐 수 있다. 이러한 예외는 열거한 증상 및 질환 모두에 해당된다. 핵심은 글루텐 불내증으로 여러 가지 문제를 겪더라도 소장 융모 위축은 아닐 수 있다는 것이다.

역설적이게도 매년 수많은 사람들이 심한 복통과 소화장애로 응급실에 실려 간다. 하지만 이들 가운데 상당수는 충수염, 담낭염, 궤양, 셀리악 병 같은 뚜렷한 병명이 밝혀지지 않는다. 이들이 왜 아픈지 아무도 뾰족한 답을 내놓지 못하고, 진통제 몇 알과 함께 집으로 돌려보내는 경우가 대부분이다. 이 사람들 가운데 상당수가 글루텐 불내증을 겪고 있다.

비셀리악성 글루텐 불내증 환자는 셀리악 병 환자보다 증상이 훨씬 심하기 마련이지만, 이와 정반대일 수도 있다. 글루텐 불내증은 셀리악 병과는 무관하게 증상이 가벼울 수도, 심각할 수도 있다.

셀리악 병이 글루텐 불내증의 마지막 단계일까?

흔히 셀리악 병은 글루텐 불내증의 마지막 단계라고 알고 있다. 아마도 셀리악 병이 글루텐 불내증의 가장 악화된 형태이자 생명을 위협하는 단계라는 추측 때문일 것이다. 하지만 어떤 추측도 실제 우리가 아는 셀리악 병에 관한 지식에 근거를 두고 있지 않다.

글루텐 불내증을 앓으면서 글루텐을 끊지 않으면 셀리악 병(소장 융모 위축)에 걸릴 수밖에 없는 걸까? 이 질문에 대한 답은 알 수 없다. 셀리악 병의 연구사례가 많지 않기 때문에 셀리악이 아닌 글루텐 불내증에 관해서는 알려진 것이 드물다. 그렇지만 이것이 중요한 문제는 아니다. 어느 쪽이건, 인체는 손상을 입고 심각한 결과를 맞을 수 있다. 글루텐 불내증 환자는 글루텐을 피해야 한다. 그들이 결국 셀리악 병에 걸리게 될지 아닐지는 부차적인 문제다. 어떤 경우건 심각한 결과가 나타날 수 있다.

비셀리악성 글루텐 불내증의 증상은?

소장 융모 위축은 글루텐 불내증이 유발하는 여러 가지 손상 중 하나일 뿐이다. 기타 질환 대부분은 셀리악 병과 셀리악이 아닌 글루텐 불내증 모두에 적용된다. 그렇지만 다른 질병 대부분은 소장 융모 위축(셀리악 병) 때문에 발생하지 않는다. 가장 흔하게 나타나는 글루텐 불내증의 증상은 다음과 같다.

설사	변비	속쓰림
복통	두통(편두통 포함)	피로감
근육통	관절통	저혈당증
습진	정신이 흐릿한 현상	여드름
잦은 질병	피부 가려움증	골밀도 저하

빈혈(철 결핍성 또는 비타민 B_{12} 결핍성)

많은 사람이 글루텐 불내증을 주로 소화 관련 장애라고 생각하지만 우리 몸의 모든 부위에 영향을 미칠 수 있다.

얼마나 많은 사람들이 시달릴까?

약 수백만 명이 비셀리악성 글루텐 불내증을 앓고 있고, 관련 증상에 시달린다. 비셀리악성 글루텐 불내증과 관련된 질환의 원인은 다양하다. 그러나 비셀리악성 글루텐 불내증을 연구한 사례가 거의 없기 때문에 이러한 증상이 얼마나 자주 글루텐 불내증으로 유발되는지를 말하기는 어렵다.

하지만 생각 이상으로 글루텐 불내증이 원인인 경우가 많다.[1] 최근 연구에 따르면 비셀리악성 글루텐 불내증은 셀리악 병보다 30배는 더 흔하고 세계 인구의 15%에까지 영향을 미칠 수 있다고 한다.

의사의 진단을 신뢰할 수 있을까?

환자가 설사나 복부팽만과 같은 전형적인 증상에 시달리는 경우라도 많은 의사들은 셀리악 병을 잘 몰라 검사조차 하지 않는다. 비셀리악성 글루텐 불내증이라는 보다 광범위한 주제에서는 의사들이 이런 실수를 범할 가능성이 더 크다. 비셀리악성 글루텐 불내증이 있다는 사실을 아는 내과의사는 손에 꼽을 정도다. 환자가 셀리악 병 검사 결과 음성이 나왔다면 대부분의 내과의사는 글루텐 불내증을 아예 생각에서 지우고 더 이상 아무런 문제를 삼지 않는다.

의사들이 할 만한 검사법에는 대장내시경, 내시경, 기생충 검사, 일반혈액검사, 엑스레이, 초음파 검사, MRI, CT 촬영이 있다. 그렇지만 어떤 검사법도 비셀리악성 글루텐 불내증을 진단하지는 못한다. 상당한 시간이 지나고 각종 검사를 철저히 거친 것 같아도 환자는 여전히 만족할 만한 답을 얻지 못한다. 약으로 증상을 다스릴 뿐 왜 이런 증상들이 나타나고 근본적으로 해결할 방법이 무엇인지는 속수무책이다. 운 나쁘게도 어떤 의사는 스트레스나 불안 때문이라고 말하면서 모든 문제가 마음가짐에서 비롯된다고 몰아가기도 한다. 그러나 이는 사실과 전혀 다르다.

의사들이 비셀리악 병을 어떻게 진단하는지만 알아도 사람들의 고통을 엄청나게 덜어줄 수 있을 것이다. 의사들은 대개 비셀리악성 글루텐 불내증 검사를 생소하게 생각하는데, 비셀리악 관련 질환을 진단할 수 있다는 사실을 모르면서 이미 이 검사를 하고 있다는 것은 상당한 아이러니다. 이 검사법이 매우 간단하기 때문인데, 사실 많은 사람들이 스스로 깨달은 바처럼 글루텐 불내증은 스스로 진단할 수도 있다.

그레이스

그레이스는 축구를 좋아하고 친구들과 사이가 좋은 평범한 15세 소녀다. 그렇지만 불과 몇 년 전까지만 해도 그레이스의 삶은 지금과는 완전히 달랐다. 설사, 잦은 두통, 습진에 시달려 학교를 수시로 빠질 수밖에 없었다. 나이가 들어가면서 그레이스는 극심한 피로를 느꼈고 11세에 비타민 B_{12} 결핍으로 진단받았다.

그레이스의 어머니와 두 살 위의 언니가 셀리악 병 진단을 받았기 때문에 그레이스 역시 어릴 때부터 매년 검사를 받았다. 전형적인 셀리악 증상에도 불구하고 검사 결과는 계속 음성으로 나오다가 12세가 되어서야 비로소 양성으로 판정받았다.

그레이스의 부모는 딸의 병명을 안 뒤 글루텐을 끊고 행복하고 활기찬 삶을 살 수 있게 되어 기쁘다고 했다. 하지만 어릴 때 겪었던 흡수 불량과 염증이 나중에 그레이스의 인생에 영향을 미치지 않을까 걱정이다. 더 어린 나이에 비셀리악성 글루텐 불내증을 알고 검사를 받았다면 얼마나 좋았을까 하는 회한이 든다. 좀 더 일찍 글루텐을 끊었다면 더 행복하고 건강한 어린 시절을 보내고 셀리악 병으로 악화되는 것을 피하지 않았을까?

비셀리악성 글루텐 불내증 판정하기

글루텐 불내증을 판별하는 몇 가지 방법이 있다. 보는 시각에 따라 몇 가지는 다른 방법보다 쉽지만 모두 믿을 만하지는 않다. 이 절에서 여러 가지 방법과 각각의 장단점을 알아보기로 한다.

밀가루 식이제한법

많은 사람들은 자신이 글루텐 불내증을 겪는다는 사실을 스스로 깨닫는다. 이러한 사람들은 글루텐이 문제를 일으킨다는 막연한 생각에 글루텐을 멀리하며 그 결과 건강이 호전되는 것을 느낀다. 이는 결코 잘못된 방법이 아니다. 하지만 의사들은 이를 귀담아 듣지 않는다. 의사들은 놀랍게도 환자들의 피드백을 한 귀로 듣고 한 귀로 흘리는 경우가 많다.

설상가상으로 일부 의료인들은 환자에게 밀을 먹지 않으면 영양가치가 높은 식품을 끊게 되어 건강에 문제가 생긴다는 생각을 심어준다. 하지만 이는 어불성설이다. 1장에서 논의한 바처럼 전 세계적으로 수많은 사람들이 밀을 먹지 않지만 건강에 아무런 문제가 없다. 의사들은 사람들이 음식에 대한 반응만으로 스스로의 상태를 진단하는 것에 거부감을 느낀다. 아마도 직업적인 위기의식을 느끼는 모양이다. 하지만 이유가 무엇이건, 어디까지나 의사는 우리에게 봉사하는 사람일 뿐 내 몸의 주인은 바로 나라는 사실을 잊어서는 안 된다. 내 몸에 무엇이 좋은지는 내가 알아야지, 의료 전문가에게 모든 것을 의지해서는 곤란하다.

식이제한법은 유용하지만 쉽지 않은 방법이다. 글루텐을 끊기는 매우 어렵고 시간도 많이 걸린다. 우선 글루텐과 글루텐을 함유한 가공식품을 철저하게 알아야 한다. 둘째, 글루텐을 완전히 끊더라도 몸이 치료되고 뭔가 나아졌다고 느끼려면 몇 주에서 몇 달은 걸린다.

마지막으로 글루텐이 문제의 원인이 아닐 수도 있다. 또한 원인의 일부에 지나지 않을 수도 있다. 이럴 경우 별로 몸이 좋아지지 않을 수도 있다. 아니면 밀과 글루텐을 피해서 몸이 좋아진 것이 아닐 수도 있다. 밀과 글루텐을 끊을 경우 무심코 함께 먹는 음식들도 멀리 하게 되어 원인을 파악하기가 어렵기 때문이다. 예컨대 빵에는 밀 말고도 유제품과 다른 재료가 들어있다. 효모 역시 항상 들어간다. 치즈(유제품)와 마요네즈(달걀) 역시 빵과 함께 먹기 쉽고, 빵을 먹지 않으면 이러한 식품들 역시 먹지 않게 된다.

셀리악 병을 검사할 때 글루텐을 먹지 않으면 글루텐 불내증으로 진단이 나오지 않을 가능성이 크다. 몇 주만 글루텐을 끊으면 양성으로 나왔을 검사 결과도 정상으로 나오게 된다. 글루텐이 건강에 미치는 영향이 미심쩍다면, 한 달 남짓 다시 글루텐을 섭취하고 나서 검사를 해보아도 된다.

이 외에 의사들이 글루텐 불내증을 진단하는 데 사용하는 검사법을 부록 H에 실었다.

요약

글루텐 불내증은 단순한 셀리악 병(소장 융모 위축)에 비해 훨씬 광범위하다. 셀리악 병 검사에서 양성으로 판명되어도 글루텐 불내증이 아닐 수 있다. 셀리악 병에 대한 생체검사나 혈액검사 결과가 음성이어도, 다른 유형의 글루텐 불내증일 가능성을 배제해도 된다고는 말할 수 없다. 수많은 사람들이 글루텐 불내증을 겪지만 셀리악 병은 아니다.

글루텐 불내증을 겪느냐 겪지 않느냐는 검진을 받지 않고서도 판정할 수 있다. 식단에서 글루텐을 없앤 다음 몸이 나아진 것을 느낀다면 글루텐 불내증을 앓고 있는지 알 수 있다. 도발적인 방법처럼 보일지 몰라도 많은 사람들이 이 방법만으로 글루텐 불내증을 발견했다. 이 방법만으로는 잘 모르겠고, 글루텐을 멀리 해도 별로 달라진 것을 느끼지 못해 글루텐이 문제인지 파악하기가 어려우며 글루텐 함유 음식을 끊기 전에 검진 결과를 보고 싶다면 실험실 검사법을 통해 몇 가지 도움을 얻을 수 있다.

역설적이게도, 내과의사들 상당수가 글루텐 불내증을 검사할 때 가장 먼저 글리아딘 항체 검사를 시행한다. 그러나 그들 가운데 대다수는 단지 셀리악 병을 검사하기 위한 기초 검사 정도로만 글리아딘 항체 검사를 이용한다. 글리아딘 항체 검사 결과가 양성이라면 다른 해석은 끼어들 여지가 없다. 명백히 글루텐 불내증을 앓고 있는 것이다. 다른 음식뿐 아니라 밀, 호밀, 보리, 스펠트, 기타 글루텐 곡물에 반응한 IgG 항체를 진단할 목적으로 혈액검사를 이용할 수 있다. 이 검사를 통해 몸이 이러한 음식들에 반응하는지 알 수 있다.

---

1 글루텐에 한정하지 않고 음식에까지 논의를 확장시킨다면, 음식이 이러한 건강 문제를 유발하는 경우가 엄청나게 많다는 것이 필자의 생각이다.

6장

밀 알레르기와 밀에 대한 비글루텐성 반응

> 건강은 가장 위대한 선물이요, 만족은 가장 풍족한 부요,
> 성실함은 가장 훌륭한 인간관계다.
> —석가모니

이 책은 주로 만성 음식 과민증 또는 밀과 글루텐에 대한 반응을 다루고 있다. 풀어 쓴 표현일 뿐 정확한 용어로는 이들을 글루텐 알레르기라 일컫는데, 그렇다고 항상 알레르기의 일반적 정의에 들어맞는 특징을 보이는 것은 아니다. 물론 우리 몸은 알레르기의 고전적 정의에 들어맞는 반응을 보이기도 하며 글루텐과 관계없이 밀 자체에 반응을 보일 때도 있다. 이 장에서는 이러한 유형의 반응을 설명하려 한다.

전형적인 밀 알레르기와 글루텐 알레르기

사람들은 대부분 알레르기라고 하면 즉시 뭔가 부어오르는 반응을 생각하기 마련이다. 이러한 반응은 대개 IgA 항체가 히스타민 분비를 일으켜 발생한다. 이것이 바로 알레르기의 형식상 정의에 부합한다. 알레르기 전문가들은 보통 알레르기를 진단하면서 이러한 종류의 알레르기 반응을 찾고자 한다.

이러한 알레르기는 여러 증상을 일으키는데, 두드러기가 나거나 입술, 혀가 부풀어 오르는 것이 대표적이다. 또한 접촉성 피부염이나 가려움증을 유발하고 천식과 같이 호흡기에 문제를 초래하기도 한다. 밀이나 글루텐과 관련된 알레르기 반응은 밀과 글루텐을 섭취할 때 일어난다. 이 밖에도 밀가루나 글루텐을 들이마셨을 때나 샴푸, 로션, 화장품과 같이 밀과 글루텐을 함유한 피부 모발 관리용품을 쓸 때 역시 마찬가지다.

밀이나 글루텐에 의해 나타나는 알레르기 반응은 아나필락시스(anaphylaxis)다. 아나필락시스는 보통 순환계나 호흡계를 가리지 않고 과도한 알레르기 반응을 일으켜 생명을 위태롭게 만들기도 한다. 종창, 가려움증, 저혈압, 기관지 경련, 기도 폐쇄, 부종, 쇼크, 의식 상실이 오기도 하며 때맞춰 치료를 받지 않으면 사망에 이를 수도 있다.

이처럼 밀에 들어있는 글루텐에 전형적인 알레르기 반응을 보이는 사람들 역시 글루텐 불내증 환자와 마찬가지로 보리, 호밀, 스펠트 같은 곡물에 들어있는 모든 종류의 글루텐을 피해야 한다.

알레르기 피부반응 검사는 이러한 유형의 음식 알레르기를 검사하는 전통적인 방법이다. 피부반응 검사는 이 책의 주된 화두인 음식 과민증 검사보다 일반적인 알레르기 검사에서 더 나은 효과를 발휘한다. 이러한 알레르기 반응이 일어났을 때 IgE 항체가 혈액에서 생성되므로 혈액검사를 통해 일반적인 알레르기를 검사할 수 있다. 전형적인 IgE 글루텐 알레르기지만 글루텐 불내증이나 셀리악병은 아닌 사람들은 검사 결과가 아래처럼 나오게 된다.

* IgA 글리아딘 항체 및 IgG 글리아딘 항체—음성
* IgA 조직 트랜스글루타미나아제 항체와 IgG 조직 트랜스글루타미나아제 항체(셀리악 병)—음성
* IgE 밀 항체—양성
* IgE 글루텐 항체—양성(밀 알레르기가 글루텐과 관련이 있는 경우임-다음 글 참조)

그러나 앞서 논의한 기타 검사법처럼 글루텐을 먹지 않으면 IgE 혈액검사가 양성으로 나오지 않을 확률이 높아 최종적인 확진이 어려워진다.

글루텐이 아닌 밀 알레르기와 불내증

지금까지는 글루텐을 밀에 들어있는 공격적인 성분으로만 취급했다. 그렇지만 글루텐 역시 밀과 유사종 곡물에 들어있는 무수한 단백질 중 하나일 뿐이다.

밀에 보이는 반응 대부분은 글루텐 때문이라고 생각된다. 그렇지만 글루텐과 무관하게 밀 자체에 알레르기 반응을 보일 수 있다. 이러한 반응은 앞장에서 다룬 문제들에 비해 훨씬 드물다. 밀에 이러한 알레르기 반응을 보이는 사람은 거의 없고, 하물며 아나필락시스 반응을 보이는 사람은 더 드물다. 그렇지만 사람들이 보이는 반응에 이러한 유형도 있다는 사실은 짚고 넘어가야 한다. 이런 경우에는 밀 이외의 다른 곡물에 글루텐이 들어있어도 먹을 수 있다. 하지만 스펠트만은 곤란한데, 스펠트는 밀과 종간 거리가 매우 가깝기 때문이다.

몸에서 비글루텐성 반응을 보이는 경우라면 글리아딘, 글루텐, 셀리악 검사 결과는 음성으로 나오게 된다. 그러나 글루텐만이 아닌 밀 자체에 대한 반응을 측정하는 검사 결과는 양성으로 나올 것이다. 전형적인 알레르기 반응이라면 밀 알레르기를 확인하기 위한 피부 검사와 IgE 혈액검사가 양성으로 나오게 될 것이다.

그렇지만 밀에 대한 모든 비글루텐성 반응이 전형적인 알레르기 반응은 아니다. IgE 항체 반응에 속하지 않으면서 글루텐 불내증과 더 비슷한 비글루텐성 반응이 나타날 수도 있는데, 글루텐이 결부되지 않아서 이러한 차이점이 생기는 것이다. 이러한 경우 밀에 대한 IgA나 IgG 항체 검사 결과는 모두 양성으로 나오게 되겠지만 글루텐(글리아딘)에 대한 반응은 음성으로 나올 것이다. 밀에 대한 IgE 반응 역시 음성으로 나오게 될 것이다. 밀에 대한 비글루텐성 과민증의 경우 예상되는 검사 결과는 다음과 같다.

* IgG 글리아딘 항체와 IgA 글리아딘 항체 – 음성
* IgE 밀 항체 – 음성
* IgG 밀 항체 – 음성

이것은 전형적인 밀 알레르기가 아니다. 밀의 다른 성분 때문에 나타나는 글루텐 불내증과 유사한 만성 밀 알레르기일 뿐이다. 이러한 성분은 호밀, 보리, 스펠트 같이 밀과 유사종인 곡물에서는 발견되지 않는다. 이와 같은 먹거리가 문제를 일으키는지 알려면 항체 반응을 검사하는 것이 최선의 방법이다.

이러한 곡물에 반응해 IgG 항체가 생성된다면 동시에 글리아딘 항체 역시 생성되기 마련이다. 그렇지만 IgG 항체는 생성되면서 글리아딘 항체는 생성되지 않는 경우도 있는데, 이는 바로 해당 곡물에 과민증이 있지만 글루텐 불내증은 아니라는 것을 뜻한다. 이러한 경우 곡물에 들어있는 글루텐(글리아딘) 이외의 성분이 문제의 원인이다.

한나

지난 7년간 한나는 만성 코 막힘에 시달려왔다. 한나는 자신이 알레르기성 비염이라고 생각해 병원에 가야 한다고 생각했지만, 은행 지점장 일에 아이 셋을 기르느라 바빠서 시간을 내기가 힘들었다. 한나는 곧 가스, 복부팽만, 경련과 같은 소화 문제를 겪기 시작했다. 비염과 콧물은 그럭저럭 견딜 수 있었지만 새로운 증상에 시달리게 되자 고통스럽고 당황스러운 나머지 일하기도 어렵고 집에서 생활하기도 힘들었다. 결국 한나는 의사를 찾아갔고 의사는 한나에게 몇 주간 무엇을 먹는지 식사일기를 쓰라고 지시했다.

의사는 한나의 증상이 밀과 관련이 있을 거라고 생각해 글루텐 불내증 검사를 받아보라고 말했다. 검사 결과는 음성이었다. 하지만 한나는 고통에서 벗어나는 게 너무 절박해 일단 식단에서 밀을 없애보았다. 그러자 곧 증상이 호전되었다.

한나의 의사는 다행히도 환자의 경험을 존중하는 의사였다. 한나가 밀을 끊고 상태가 좋아지자 의사는 밀 알레르기를 검사해보려고 한나를 알레르기 전문가에게 보냈다. 피부 검사 결과는 음성이었지만 혈액검사를 해보자 밀을 먹었을 때 IgG 항체가 생겨났다. 한나는 밀에 IgE 알레르기도 없고 글루텐 불내증 역시 겪지 않는다. 하지만 한나는 밀 과민증을 겪고 있다.

요약

글루텐 불내증보다는 훨씬 드물어도 글루텐이나 밀, 기타 글루텐 함유 곡물에 대한 반응사례를 찾아볼 수 있다. 밀이나 글루텐을 흡입할 때 나타나는 알레르기 반응, 밀이나 글루텐에 접촉할 때 피부에 생기는 알레르기 반응, 밀이나 글루텐에 나타나는 과민반응, 글루텐 이외의 성분에 대한 알레르기 반응이 그 실례다. 전형적인 IgE 알레르기는 피부 검사로 진단할 수 있고, IgE 또는 IgG 항체는 혈액 검사로 진단할 수 있다.

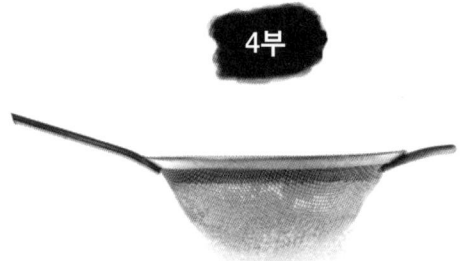

4부

모든 유형의 글루텐 불내증과 밀 알레르기를 확인하는 방법

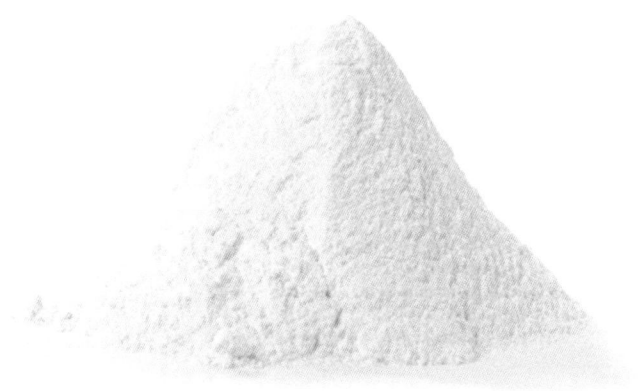

7장

밀과 글루텐에 보이는 반응 확인하기

> 처음부터 현실로 받아들이지 않으면,
> 두 눈에 보이지도 않을 것이다.
> —람타

밀이나 글루텐이 자신에게 맞지 않는다고 느낀다면, 당연히 검사를 받아보고 싶을 것이다. 앞장에서 검사에 관한 내용을 자세히 다루었으므로 이 장에서는 검사를 받기 위한 정보를 요약해보겠다.

누가 검사를 받아야 할까?

가장 바람직한 상황은 물론 모든 사람이 검사를 받는 것이다. 질

높은 의료 혜택과 진정한 예방책을 추구한다면 모든 사람을 의무적으로 검사해야 한다. 현실적으로 글루텐 불내증을 앓는 비율은 의료계에서 주기적으로 검사하는 수많은 질환에 비해 결코 뒤지지 않는다. 그렇지만 사람들 대부분은 아예 검사를 받지 않으며 글루텐 불내증 검사가 조만간 정기적인 검사로 자리 잡을 것 같지도 않다. 다른 수많은 질병이 정기 검사로 예방될 수 있다는 것을 생각하면 몹시 안타까운 일이다. 따라서 이러한 사실을 이해하고 스스로라도 검사를 받을 필요가 있다.

의료 검진을 받았다면 반드시 검진 내역서 한 부를 가져와야 한다. 그렇게 해야 나중에 검진 결과를 찾지 못해 고생하지 않는다. 필자는 의료인들에게 항상 환자에게 검진 내역을 주라고 권장한다. 검진 내역을 받지 못했다면 진료소에 가서 달라고 요청하면 된다.

식이제한법

우리 몸이 글루텐에 반응하는지 알아보려면 어떻게 해야 할까? 바로 식단에서 글루텐을 없애면 된다. 이는 말처럼 쉬운 일이 아니다. 글루텐을 멀리 하려 해도 완전히 없애기는 쉽지 않으며 결과가 달라질 만큼 오랜 기간 글루텐을 피하기도 어렵기 때문이다. 증상이 아주 경미해서 발견해내기 어려울 수도 있다. 이런 탓에 글루텐이 정말 문제인지 아닌지, 셀리악 병이 있는지 아닌지 알기 어려워진다.

식단에서 밀이나 글루텐을 없애면 많은 것을 알게 된다. 그렇지만 많은 내과의사들은 이와 생각이 다르다. 그들은 밀과 글루텐을 끊으면 안 된다고 조언한다. 셀리악 병 검사 결과가 음성이면 의사는 글루텐을 피하라고 처방하지 않는다. 셀리악 병이 글루텐 불내중 가운데 유일하게 의미를 둘 수 있는 질병이라거나 가장 심각한 유형이라는 오해 때문이다. 그러나 의학 문헌을 찾아보거나 임상경험을 해보면 결코 그렇지 않다는 확고한 증거를 접할 수 있다.

글루텐을 멀리 한 다음 검사를 받으면 검사 결과가 잘못 나올 수 있다고 걱정하는 의사들이 있다. 맞는 말이다. 그렇지만 이미 글루텐이 문제라는 것을 알았다면, 검진을 한들 무슨 의미가 있을까? 글루텐이 문제인지 아닌지 잘 몰라 검진을 받아 확인하고 싶으면 글루텐을 다시 먹고 검사를 받으면 된다.

근본적으로 많은 내과의사들은 글루텐을 끊는 것이 너무나 극단적인 선택이기 때문에 전문가의 지도 없이는 꿈도 꾸지 말아야 한다고 생각하는 듯하다. 이는 말도 안 되는 소리다. 내 건강은 내가 챙겨야 한다. 내가 어떻게 느끼는지 내 몸이 끊임없이 피드백을 준다. 보통 사람들보다 몸을 훨씬 더 잘 통제하는 사람들도 있다. 그렇지만 수많은 사람들이 글루텐을 끊었을 때 몸이 훨씬 좋아진다는 것을 스스로 깨닫고 있다.

많은 내과의사들이 셀리악 병 진단을 받지 않는 이상 식습관을 바꾸지 않아도 상관없다고 생각하는 듯 보인다. 이러한 편견 탓에 셀리악 병 환자뿐 아니라 비셀리악성 글루텐 불내증 환자들 역시 문제를 겪는 경우가 많다. 글루텐을 의식적으로 멀리하는 사람도 있지만, 어쩌다 보니 가까이 하지 않는 사람도 있다. 바람직한 것은 글루텐을 의식적으로 멀리하는 것이다. 하지만 안타깝게도 비셀리악성 글루텐 불내증이 얼마나 심각한지 모르고 환자들에게도 무심코 그렇게 알려주는 의사들이 많다. 그 결과 글루텐을 피하는 것이 얼마나 중요한지 깨닫기가 더 어려워진다.

알렉스와 제니퍼

알렉스와 제니퍼 남매는 어릴 때부터 온갖 잔병치레에 시달렸다. 남매 모두 배앓이가 심했다. 제니퍼는 피로감을 자주 느끼며 알렉스는 사춘기가 지났는데도 여전히 얼굴에 여드름이 많다. 알렉스 남매는 이따금 과민성 대장 증후군에 시달렸고 이탈리아로 가족 여행을 떠났을 때 갑자기 심해졌다.

알렉스 남매는 먹거리 때문에 위장 장애를 겪는지 궁금했다. 친구가 음식 알레르기로 진단받은 것을 보고 제니퍼는 어떤 음식이 문제인지 알기 위해 식이제한법을 시도해보기로 마음먹었다. 제니퍼는 글루텐이 문제되는 경우가 많다는 글을 읽고 글루텐부터 끊었다. 무글루텐 식사를 시작한 지 몇 주가 지나 제니퍼의 상태는 훨씬 좋아졌다. 이것은 제니퍼의 증상이 글루텐으로 유발된다는 증거로 충분했고 결국 제니퍼는 식습관을 바꾸기로 마음먹었다.

한편 알렉스는 항상 명확한 것을 선호했다. 검사를 받기 전까지든 무엇이든 넘겨짚어 생각하기 싫었다. 알렉스는 전문가와 상담했고 아래와 같은 설명을 들었다.

"우선 글리아딘에 몸이 반응하는지 알기 위해 글리아딘 IgA와 글리아딘 IgG 검사를 해 볼 겁니다. 동시에 IgA 총량 검사를 해서 IgA가 결핍되었는지를 알아볼 거예요. 만일 IgA가 결핍되었다면 글리아딘 IgA 검사 결과가 달라질 수 있어요."

알렉스는 IgA 결핍이 아니었다. 그렇지만 글리아딘 항체 검사 결과는 양성이었다. 즉, 모종의 글루텐 불내증이 있다는 증거였다.

"검사는 이걸로 충분한 것 같아요." 의사가 말했다. "글루텐을 끊어야 한다는 사실을 알았으니까요."

그러나 알렉스는 어떤 불내증에 시달리는지 여전히 궁금했다. 그래서 의사는 조직 트랜스글루타미나아제 IgA 검사를 해보았다. 역시 결과는 양성으로 나왔다. 이것은 바로 알렉스가 셀리악 병을 앓고 있다는 것을 의미했다. 전문가가 생체검사를 권했을 때, 알렉스는 이미 알아야 할 것을 다 알아서 검사를 받을 필요가 없다고 정중히 거절했다.

"글루텐을 먹지 않고 제니퍼의 건강이 좋아졌고 혈액검사 결과도 나왔으니, 증거를 더 찾으러 굳이 생체검사를 할 필요가 없겠죠." 알렉스는 말했다.

알렉스가 밀과 글루텐을 끊을 것이므로 전문가 역시 밀 알레르기나 IgE 글루텐 알레르기 검사를 굳이 할 필요가 없다고 생각했다.

알렉스와 제니퍼는 자신들의 상황에 적응하고자 서로를 도왔다. 알렉스 자매는 글루텐 없는 음식 만들기 강습을 받고 식단에서 글루텐을 완전히 없앴다. 알렉스 자매는 예전보다 건강이 훨씬 좋아졌다.

실험실 검사법

어떤 사람들은 식이제한법을 통해 글루텐 불내증이라는 것을 깨닫지만, 많은 사람들은 그러한 모험을 감행하기보다는 검진을 선호한다. 앞서 살핀 것처럼, 대부분의 사례에서는 혈액검사를 통해 밀이나 글루텐에 반응을 보이는지 판정할 수 있다. 그러나 안타깝게도 제대로 된 검진을 받기는 매우 어렵다. 게다가 이미 지적한 것처럼 검사법이 항상 완벽하기 어렵고, 증상과 예외 없이 연관되지도 않는다. 또한 이 증상은 사람마다 현저히 다를 수 있다. 그럼에도 혈액검사는 밀이나 글루텐에 반응을 보이는지 판정할 수 있는 탁월한 수단이다. 혈액검사와 기타 검사는 4장과 5장에서 자세히 다루었기 때문에 여기에서는 해당 검사들의 용도를 요약하고 순위를 매겨보기로 한다.

내과의사 대부분은 글리아딘 IgA, 글리아딘 IgG, 조직 트랜스글루타미나아제 IgA, 망상섬유 IgA, 내시경 IgA 항체 검사와 같은 검사를 임의로 선택해 쓸 수 있다. 일부 내과의사는 이 모든 검사가 포함된 건강 보험을 이용하기도 한다. 다른 내과의사들은 습관이나 선호도에 따라 여러 가지 항목을 선택한다.

가장 바람직한 방법은 물론 IgA 총량 검사, 글리아딘 검사와 조직 트랜스글루타미나아제 IgA 검사를 동시에 받는 것이다. 의사들은 흔히 글리아딘 검사와 조직 트랜스글루타미나아제 IgA 검사는 하면서 IgA 총량 검사는 하지 않는 실수를 저지른다. IgA 총량 검사를 하지 않고서는 IgA 결핍인지 진단할 수 없다. IgA 결핍이라도 다른 IgA 검사 결과가 위음성으로 나올 수 있기 때문에 IgA 총량 검사는 매우 중요하다.

다음으로 쉽게 범하는 실수는 글리아딘 항체 검사 결과를 무시하는 것이다. 의사들은 이 검사를 해도 셀리악 병을 앓고 있는지 알 수 없기 때문에, 양성 판정이 나와도 셀리악 병을 진단하려면 다른 검사를 추가로 실시해야 한다고 해석한다. 사실 글리아딘 항체 검사는 역사적으로 아무것도 진단할 수 없다고 취급되었기 때문에 의사들이 왜 이 검사를 하는지 의문을 갖는 것은 당연하다. 그러나 학자들은 글리아딘 항체를 통해 유용한 정보를 얻을 수 있다는 사실을 오래 전부터 알고 있었다. 그래서 글리아딘 검사를 하는 것이다. 다행히도 글리아딘 항체 검사는 흔히 하는 검사이며, 검사 결과가 정확해 많은 정보를 얻을 수 있다.

다음 흐름도는 글루텐 불내증이나 밀 알레르기를 진단하는 혈액 검사법의 우선순위를 보여준다. 이 흐름도는 검사법 자체를 자세히 설명하려 한다거나 검사법의 논리적 근거를 설명하려는 것이 아니다. 이 책에서 지금까지 소개한 모든 정보를 종합하기 위한 목적이다.

첫 번째 흐름도는 내과의사 대부분이 바로 이용할 수 있는 검사법을 간단히 설명한다. 이를 보면 각 검사법이 상호 어떤 관련이 있는지 실마리를 찾을 수 있다. 두 번째 흐름도는 글리아딘 IgE 알레르기 검사를 비롯해 글루텐 불내증일 수도 그렇지 않을 수도 있는 밀에 대한 반응 검사까지 설명한다. 이러한 검사법을 시행하는 경우는 흔치 않기 때문에 음식 알레르기나 음식 과민증에 정통한 전문가에게 받을 필요가 있다.

이 장은 어느 검사법을 선호할 것인지, 검사법들이 상호 어떤 관련이 있는지를 요약해줄 뿐이다. 워낙 복잡한 문제이므로 혼란스러울 수도 있다. 이 검사법을 더 자세히 알려 한다거나 왜 이 검사법을 택하는지 알려면 4, 5, 6장을 다시 참조하면 된다. 밀 알레르기, 셀리악 병, 비셀리악성 글루텐 불내증 검사법을 이해하려면 4, 5, 6장의 내용을 이해해야 한다.

그림 4. 셀리악 병과 비셀리악성 글루텐 불내증 검사법 개관

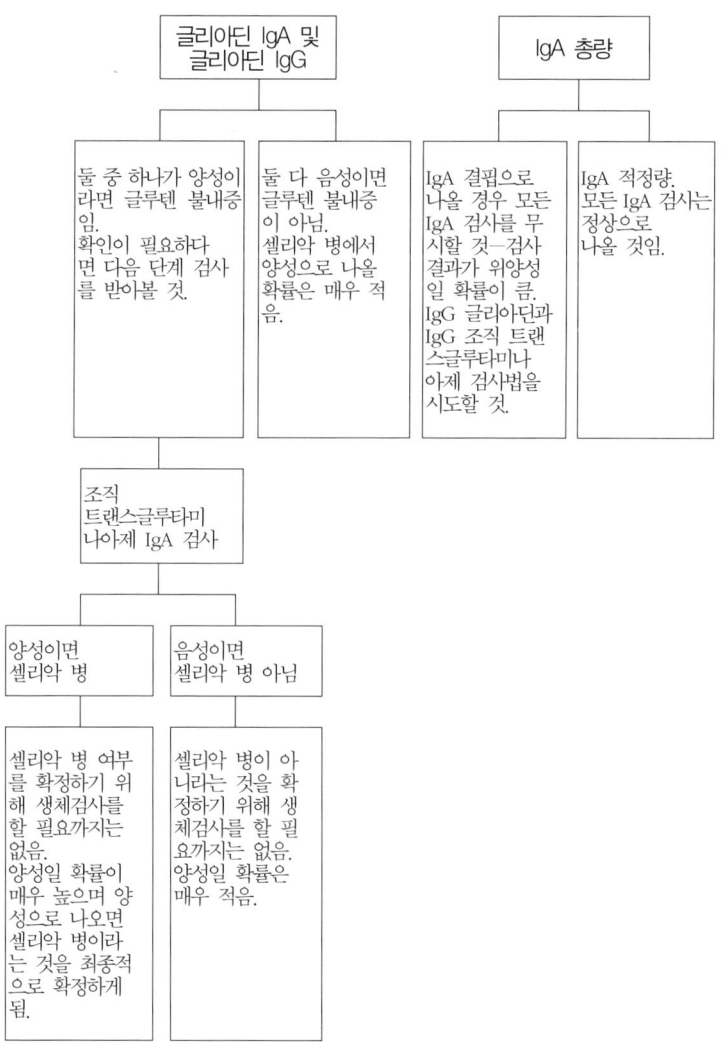

그림 5. 밀 알레르기와 글루텐 알레르기 검사법

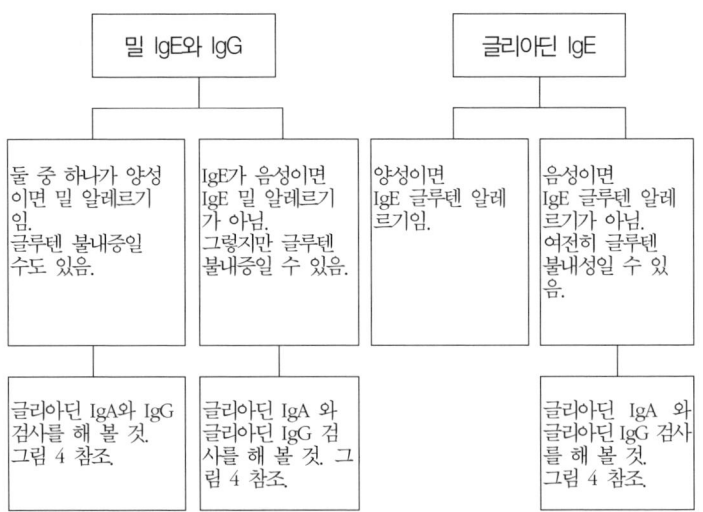

주의: 피부 검사는 IgE 밀 알레르기와 글루텐 알레르기를 진단하는 데 도움이 될 수 있음

8장

영유아와 어린이에게 미치는 영향

바람의 방향을 바꿀 수는 없지만, 돛의 방향은 바꿀 수 있다.
―버서 캘러웨이, 대평원흑인박물관 창립자

글루텐 불내증은 어른들만큼이나 영유아 및 어린이에게도 흔하며, 어른들과 마찬가지로 심각한 결과를 초래할 수 있다. 영유아나 어린이에게 글루텐 불내증을 검사한다면 다른 질병과 마찬가지로 셀리악 병 대부분을 예방할 수 있을 것이다. 그러나 안타깝게도 부모들은 아이들이 몹시 아프게 될 때까지 검사에 소홀하기 마련이다. 4장과 5장에서 논의한 검사와 관련된 모든 내용은 어른뿐만 아니라 영유아나 어린이에게도 적용된다.

영유아

모유만 섭취하는 영유아라도 글루텐 불내증을 겪을 수 있다. 영유아의 증상 일부는 어른들의 증상과 다르다. 영유아들이 흔히 겪는 증상은 다음과 같다.

- 평소보다 많이 울기
- 배앓이
- 선잠
- 악취 나는 변
- 변비
- 악취 나는 방귀
- 침 흘림 또는 잦은 트림
- 습진
- 성장 장애

어른들과 마찬가지로, 글루텐 불내증을 겪는 아이들도 뚜렷한 증상을 보이지 않는 경우가 흔하다.

모유 수유가 담당하는 역할

모유를 섭취하는 아이들은 글루텐 불내증을 두 가지 경로로 앓게 된다. 첫째, 글루텐 불내증을 갖고 태어나는 경우다. 이러한 아이들은 모유의 글루텐 성분을 삼킬 때 글루텐 불내증을 겪는 사람과 같은 반응을 보인다. 이러한 아이들의 면역 체계는 글루텐을 탐지해 면역반응을 일으켜 글리아딘 항체를 생산한다. 글리아딘 항체는 이 책 초반부에서 자세히 설명했다.

둘째, 모유를 통해 어머니의 항체를 받아들이는 경우다. 모유 수유는 여러 가지 이유로 아이들에게 유익하다고 알려져 있다. 이러한 이유 중 하나는 모유가 면역 체계를 강화시켜 아이들을 보호하기 때문이다. 이러한 보호기제의 일환으로 모유 수유 아동들은 모유에 들어있는 어머니의 항체를 받아들인다. 어머니가 글루텐 불내증을 앓으면서 글루텐을 계속 섭취해왔다면 몸에 항체가 생성된다. 이 항체는 모유를 통해 아이에게 전달되어 글루텐에 대한 염증성 면역 반응을 유발할 수 있다. 아이가 태어날 때부터 글루텐 불내증을 앓는 것은 아니지만, 아이의 면역 체계가 모유의 항체에 반응하게 된다. 항체는 일종의 포석이며, 이 포석에 의해 문제(글루텐)가 발현하는 것이다. 그래서 아이가 스스로 항체를 생산하지 않을지라도 아이의 면역 체계가 반응하게 된다.

이러한 이유로 모유를 수유하는 아이를 돌볼 때 어머니가 글루텐 불내증(기타 음식에 대한 과민증 또는 알레르기 포함)을 앓고 있는지 반드시 알아보아야 한다. 어머니가 글루텐 불내증 환자인 경우 아이를 치료하려면 어머니가 글루텐을 먹어서는 안 된다. 반면 어머니가 글루텐 불내증 환자가 아닐지라도 아이가 글루텐 불내증을 앓는다면, 어머니는 모유 수유 기간에는 글루텐을 피해야 한다.

모유 수유가 셀리악 병의 진행에 어떤 영향을 미치는지 연구한 몇 가지 연구사례가 있다. 이 연구사례는 비셀리악성 글루텐 불내증에 관한 것은 아니지만, 비셀리악성 글루텐 불내증 역시 이 연구사례를 통해 미루어 짐작할 수 있다. 모유 수유를 하면 셀리악 병을 예방하지는 못하더라도 최소한 셀리악 병이 시작되는 것을 늦추는 것처럼 보인다. 글루텐을 처음 섭취한 이후 최소한 두 달 동안 모유 수유를 하는 경우에 특히 그렇다. 이 연구사례에서는 글루텐을 너무 일찍 또는 너무 늦게 섭취하게 될 경우 이러한 효과를 누릴 수 없다는 것이 밝혀졌다. 게다가 젖을 막 뗄 무렵에 글루텐을 많이 섭취하게 되면 셀리악 병으로 진행될 위험이 더 커진다.

참고할 수 있는 연구사례에 근거해 지금 해줄 수 있는 최고의 조언은 모유를 수유하는 생후 4개월에서 6개월 정도 사이에 글루텐을 처음 접하도록 하는 것이다. 적은 양을 조금씩 섭취하도록 하는 것이 바람직하다. 그러나 아이가 글루텐 불내증인지 잘 모른다면 최소 1년에서 2년, 혹은 기한을 두지 말고 글루텐을 최대한 섭취하지 않도록 하는 것이 현명한 방법이다. 아이에게 글루텐을 반드시 먹여야 할 이유는 어디에도 없다. 글루텐을 먹인다면 모유 수유를 한다 하더라도 불가피한 결과를 피하기는 어려울 것이다.

영유아 검사하기

영유아 역시 글루텐 불내증을 검사할 수 있다. 5장에서 논의한 글리아딘, 밀, 보리, 호밀, 기타 음식에 대한 혈액 항체 검사는 어른과 마찬가지로 영유아에게 실시할 수 있다. 그러나 셀리악 병을 특정해서 검사하는 경우 아이들이 아직 소장 융모 위축으로 진행되지 않은 탓에 종종 음성이라는 검사 결과를 받게 된다.

모유를 수유하는 영유아에게 항체 검사를 할 때, 아이들 스스로 항체를 만든 것이 아닐 가능성을 염두에 두어야 한다. 해당 항체는 모유에 들어있는 항체일 수 있다.

위에서 언급한 이유로 어머니도 같이 검사를 받아야 한다. 모유를 수유하는 아기가 항체 검사에서 양성으로 판정되고, 어머니가 글루텐 불내증을 앓으면서 계속 글루텐을 섭취할 경우 특히 그렇다. 이러한 사례에서는 항체가 어머니로부터 온 것인지 아이 스스로 만들어낸 것인지 알기 위해 아이가 더 자란 후 재검사를 받아보아야 한다.

단, 아이가 먹는 것에 글루텐이 들어가는 경우에만 재검사가 필요하다. 글루텐 불내증은 아니지만 어머니의 항체를 통해 어머니가 앓는 글루텐 불내증에 반응했던 것이라면, 글루텐이 아이의 먹거리에 들어가도 아이는 안전하다.

아이가 아주 어릴 때 검사를 할 수도 있지만 흔한 경우는 아니다. 아기에게 주는 음식을 조절하기가 쉬우므로 글루텐을 시험 삼아 없애보면 아이가 글루텐 불내증을 앓는지 알 수 있기 때문이다.

처음에는 어머니를 검사해야 하는데 검사 결과가 글루텐 불내증 양성으로 나온다면 식단에서 글루텐을 없애야 한다. 물론 검사를 받지 않고서도 시험 삼아 글루텐을 없앨 수도 있다. 이러한 방법으로 일시적으로나마 아이의 건강이 좋아진다면 목표를 이룬 것이다.

어린이

어린이가 글루텐 불내증에 시달리는 경우, 3장에서 설명한 어른들에게 나타나는 증상 대부분을 경험할 수 있다. 그 중에서도 어린이들은 아래 기재한 증상 가운데 하나에 시달리거나, 몇 가지 증상에 복합적으로 시달리는 경우가 많다.

소화장애
복통
두통
만성 귀 염증
피로
습진
성장 장애

어른이 시달리는 증상 가운데 일부는 어린이에게서는 좀처럼 발견하기 어렵다. 어린이가 더 자라기 전까지는 그러한 증상으로 발전하지 않기 때문이다. 전부는 아니더라도 소아 류머티즘 관절염처럼 글루텐 불내증과 관련된 자가면역질환 대부분이 그렇다. 어린 시절은 강한 뼈를 만드는 가장 중요한 시기인데, 이때 뼈가 제대로 형성되지 않더라도 골다공증은 나이가 꽤 든 다음에야 진단할 수 있다. 글루텐 불내증이 있는 어린이가 빈혈을 자주 앓는 것은 아니지만, 저장철 수치는 낮다. 저장철 수치가 낮다는 것은 철분을 잘 흡수하지 못해 결국 빈혈로 진행될 수 있다는 뜻이다.

어린이가 성장하면 음식 과민증이나 알레르기가 사라질 수 있다는 생각은 착각에 불과하다. 정말 그렇게 보이기도 하지만 실제로는 많은 경우 증상이 나타나지 않는 것일 뿐이다. 예컨대 어려서 구역질이나 구토에 시달리더라도 자라면서 멎는 경우가 있다. 또는 여러 해를 만성 귀 염증에 시달리면 나중에는 글루텐 불내증이 유발하는 다른 증상으로 발전한다. 그렇지만 이러한 증상은 글루텐 불내증과 연관이 없는 것처럼 보인다. 그 밖에도 설사나 변비, 두통, 기타 앞에서 언급한 다른 문제가 나타날 수도 있다.

이러한 아이에게 글루텐 불내증이 사라진 것은 아니다. 여전히 글루텐 불내증에 시달리지만 몸이 성장하면서 증상도 바뀐다. 어떤 이유에서인지는 모르지만 문제가 몸의 다른 부위로 이동하거나 약한 부위가 악화되어 염증이 발생하게 된다. 이에 대해서는 좀 더 연구해야 하나 한 가지 공통된 의견이 있다. 이러한 증상 모두가 염증(글루텐에 대한 면역반응이 유발하는)이나 영양소 흡수 불량과 관련되어 있다는 것이다.

아이들의 셀리악 병

아이들도 어른들과 마찬가지로 셀리악 병에 쉽게 걸린다. 하지만 셀리악 병으로 진단받을 만큼 항체의 양이 늘어나고 소장 융모 위축이 진행되려면 상당한 시간이 걸린다. 따라서 두 살 이하의 아이들을 검사할 경우 검사 결과가 정확하지 못한 편이다. 그렇다고 해서 비셀리악성 글루텐 불내증을 검사하지 말라는 뜻은 아니다. 두 살 전에 검사하건 그 후에 검사하건, 몇 살에 검사하는 것이 나은지는 글루텐을 접하는 시점에 따라 다르다.

셀리악 병 가족 병력이 있는 가정에서 태어난 아이가 오랜 기간 양성으로 판정되지 않을 수도 있다. 그렇지만 가족 병력이나 셀리악 병을 앓고 있는 형제들이 있어서 셀리악 병으로 의심할 만한 증거가 강력하다면 셀리악 병으로 진행될 때까지 굳이 기다리는 것은 어리석은 일이다. 비셀리악성 글루텐 불내증을 검사하면 아이에게 글루텐이 문제가 되는지를 알 수 있다. 검사 결과가 양성으로 나오면, 아이는 글루텐을 피해야 하고 글루텐을 피하면 셀리악 병으로 진행될 가능성을 예방할 수 있다.

아이들에게 비셀리악성 글루텐 불내증 검사하기

글리아딘 항체 검사나 밀, 보리, 호밀, 기타 음식에 대한 항체 검사는 5장에서 논의한 바처럼 어른들과 마찬가지로 아이들에게도 똑같이 적용할 수 있다. 글루텐을 섭취하게 된 이후 몇 달 이내에 이 검사 결과는 양성으로 나오게 된다. 최대한 이른 나이에 이 문제를 발견해야 몸이 나빠져 괴로운 상태에서 조금이라도 빨리 벗어날 수 있다.

타일러

타일러는 잔병치레가 많은 아기였다. 이유식(고형식)을 섭취하게 된

다음부터 더 나빠졌다. 처음 이유식을 먹었을 때 타일러는 잘 삼키지 못했다. 시간이 지나면서 설사와 변비에 번갈아 가며 시달리고, 배앓이, 발진과 함께 기침이 멈추지 않았다. 이러한 증상은 하루도 거르지 않고 나타났고 행복한 아기였던 타일러는 짜증스럽고 불만에 찬 어린이로 성장할 수밖에 없었다.

타일러의 부모는 크게 좌절해서 타일러를 도울 방법을 찾으러 오랜 기간 병원을 전전했다. 천식에서 유분증[1]까지, 진단을 받지 않은 병이 없을 정도였다. 그러나 어떤 진단을 받아 어떻게 치료해도 타일러의 근본적인 문제를 해결하기에는 역부족이었다. 그래서 타일러는 하루하루가 몹시 괴로웠다.

타일러가 6세가 되자 타일러의 부모는 음식 과민증과 알레르기를 전문적으로 다루는 의사를 찾아갔다. 타일러가 글루텐 불내증을 앓고 있다는 검사 결과가 나온 순간 타일러의 가족들은 그토록 찾아헤매던 해답을 발견할 수 있었다. 타일러의 식단에서 글루텐을 제거하는 것은 쉽지 않은 선택이었다. 하지만 타일러의 가족은 이 선택을 곧 생활의 일부로 받아들였고 올해 8세가 된 타일러는 아무 증상도 없이 활기차고 행복한 나날을 보내고 있다.

요약

영유아들도 셀리악 병이나 비셀리악성 글루텐 불내증에 시달릴 수 있다. 수많은 증상에 시달릴 수도 있지만, 반면 아무런 증상이 없을 수도 있다. 분명한 것은 글루텐 불내증과 관련된 질환은 나이에 관계없이 심각한 건강 문제를 유발한다는 사실이다.

어떤 병이든 빨리 진단할수록 좋지만 특히 글루텐 불내증은 진단 시기가 이를수록 좋다. 영유아들의 불내증을 조기에 진단할 경우 영유아들은 남은 날들을 훨씬 더 건강하게 살 수 있을 것이다. 또한 영양소를 더 잘 흡수하게 될 것이고 글루텐을 섭취했을 때보다 최적의 건강을 유지할 수 있을 것이다. 글루텐을 식단에서 제거하면 성장 장애를 겪던 아이들도 정상적인 아이들의 성장속도를 따라잡는다는 연구사례가 있다. 더 어려서 진단받을수록, 더 쉽게 따라잡는다. 사람의 장기적인 건강은 유아시절에 시작해 일생을 통해 지속된다. 글루텐 불내증을 일찍 발견할수록 건강이 훨씬 좋아질 것이다.

---

1 대변을 가려야 할 연령에 속옷이나 부적절한 곳에 대변을 지리는 배설 장애

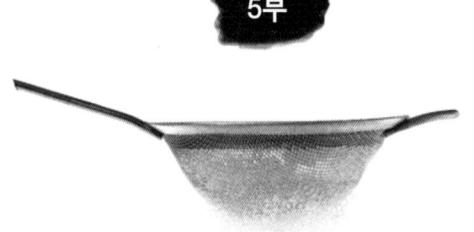

5부

글루텐 불내증 치료하기

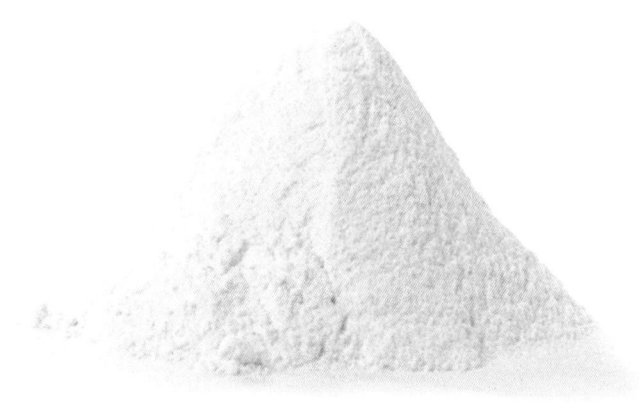

9장

글루텐 문제 치료하기

교육이란 글을 읽어 배우지만 경험이란 글을 읽지 않고서도 배우는 것이다.
—피트 시거, 가수, 작곡가

1온스의 예방약은 1파운드의 치료제에 맞먹는다.
—미국 속담

만일 밀이나 글루텐에 불내증이 있거나 알레르기 반응을 보인다면, 이 문제를 해결하는 유일한 방법은 밀이나 글루텐을 피하는 것이다. 치료에 다른 편법은 없다. 건강을 되찾는 유일한 방법은 밀과 글루텐을 완전히 끊는 것이다. 여러 기업과 개인이 글루텐을 섭취하면서도 이 문제를 풀기 위한 제품과 치료법을 앞다투어 내놓고 있다. 하지만 엄밀히 조사해보면 그 어느 것도 생각처럼 되지 않았다. 우선 어떻게 하면 글루텐을 피할 수 있을지 설명한 다음 밀을 피할 수 있는 방법 역시 설명하겠다.

셀리악 병은 글루텐 불내증이 일으킬 수 있는 문제를 푸는 방법에 관해 훌륭한 시사점을 제공한다. 셀리악 병에 걸린 사람의 식단에 글루텐이 조금이라도 들어가면 안 된다는 것은 주지의 사실이다. 몸이 좀 상해도 상관없다고 생각하는 사람이 아닌 이상에는 비셀리악성 글루텐 불내증을 앓는 사람 역시 글루텐을 조금이라도 섭취해서는 안 된다. 글루텐을 없애는 것이 생각보다 어려운 일인데도, 수많은 사람들이 엄격한 무글루텐 식단을 준수하고 있다. 나라고 못할 이유는 없을 것이다.

글루텐을 먹지 않는 사람들을 위한 무글루텐 제품 시장이 점점 커지게 되면서 신제품의 개발 역시 힘을 얻게 되었다. 따라서 요즘은 그 어느 때보다 글루텐을 끊기 쉬운 시기다.

그렇다면 무글루텐(gluten-free)을 어떻게 정의해야 할까? 이에 관해서는 의견이 분분했다. 무글루텐이라는 용어는 가공식품에 주로 쓰이는데, 아주 적은 양의 글루텐을 함유하는 식품에도 적용될 수 있다.

북미 글루텐 불내증 그룹(Gluten Intolerance Group of North America)이 운용하는 프로그램인 '무글루텐 인증 조직(www.GFCO.org)'은 글루텐 함유량이 10ppm 이하인 식품만을 인증한다. 글루텐 불내증에 관한 연구사례가 입증한 셀리악 병 환자들에게 허용되는 글루텐의 최대치는 20ppm에서 200ppm인데, 이보다도 낮은 수치다.

글루텐 멀리하기

앞에서 지적한 것처럼, 글루텐은 밀, 호밀, 보리, 기타 곡물에서 발견되는 단백질이며, 이러한 곡물로 만드는 식품에도 들어있다. 아래 목록은 피해야 할 곡물과 가공식품들이다.

밀
스펠트
호밀
보리
카뮤
듀럼
라이밀
외알밀
세몰리나[1]
불가
맥아
화리나
에머
마초
통밀
발아밀

빵

글루텐은 빵을 쫄깃하게 만드는 성분이다. 글루텐은 빵에서 푸석푸석한 성질을 없애 가볍고 탄력 있게 만들어준다. 위에서 언급한 모든 곡물에는 글루텐이 들어있기 때문에 검은 빵, 흰 빵, 밀가루 토르티야, 롤, 머핀, 쿠키, 케이크, 파이 크러스트를 비롯한 모든 제과류에 글루텐이 들어있다. 팬케이크, 와플, 햄버거 빵, 핫도그 빵, 크루톤,[2] 크래커 대부분에도 들어있다. 다행히도 무글루텐 제과류를 제조하는 기업들이 많다. 쉽게 찾아볼 수 있도록 이에 관한 정보를 부록 A에 실었다.

반죽을 씌운 음식, 빵가루를 묻힌 음식, 기름에 튀긴 음식

밀가루로 만드는 튀김옷은 십중팔구 글루텐을 함유하고 있다. 밀가루는 밀을 빻은 것에 지나지 않으며, 튀김옷은 밀가루로 만들어지기 때문이다. 어니언링, 치킨 스트립, 생선 스틱, 기름에 튀긴 치즈 스틱, 피시 앤 칩스의 생선, 기타 튀긴 음식 역시 튀김옷이 덮여 있으므로 글루텐이 들어있다. 빵가루나 반죽을 씌운 음식은 튀기지 않고 굽는 경우에도 여전히 글루텐이 들어있다.

튀김옷을 입힌 음식과 감자튀김처럼 튀김옷 없는 음식을 같은 기름에 튀기면 튀김옷 없는 음식 역시 글루텐에 오염된다. 때로는 음식이 나도 모르는 사이 밀가루를 버무려 요리되곤 한다. 예컨대 감자튀김도 스파이스 믹스[3]나 밀가루 반죽을 입혀 요리하는 경우가 있다.

파스타

파스타는 밀가루로 만든다. 따라서 모든 파스타는 양이나 모양에 관계없이 글루텐을 함유한다고 추정된다. 세몰리나, 듀럼 밀, 시금치 파스타 역시 마찬가지다.

인터넷으로 찾아보면 무글루텐 파스타 대용품 역시 많은 제품이 출시되어 있고, 쉽게 구입할 수 있다. 무글루텐 파스타 대용품은 대부분 쌀가루나 옥수수 가루로 만드는데, 다른 곡물로 만든 제품도 판매된다. 이에 관한 정보는 부록 A에 실었다.

맥주

맥주는 보리를 함유하므로 글루텐이 들어있다. 에일, 라거, 스타우트 역시 마찬가지다. 믿기 어렵겠지만 맥주 맛이 나는 무글루텐 맥주 대용품 역시 출시되어 있다.

바즈 테일(Bard's Tale)과 레드 브릿지(Red Bridge)가 그러한 대용품이다.

엿기름

엿기름 역시 보리로 만든다. 엿기름은 시리얼이나 가공식품에 사용되는 값싼 감미료다. 가공식품의 성분을 점검하면서 꼭 엿기름이 있는지 찾아보자.

첨가물로서의 밀과 글루텐

밀가루는 종종 가공식품에 첨가된다. 특히 수프, 소스, 스파이스 믹스, 그레이비[4]에 글루텐이 일부 들어있는 경우가 많다. 샐러드 드레싱에도 글루텐이 들어있다. 캔이나 병, 기타 포장물에도 글루텐이 들어있을 수 있다. 따라서 모든 성분을 점검해야 한다.

간장

간장은 두 가지 주요 성분으로 만든다. 콩과 밀이다. 간장은 널리 사용되기 때문에 특별한 관심을 기울일 만하다. 다행히도 밀이 들어있지 않은 타마리 간장을 시중에서 판매한다. 하지만 모든 타마리 간장에 밀이 없는 것은 아니므로 거듭 점검할 필요가 있다.

통조림 육류

통조림 육류에도 글루텐을 함유한 성분을 주입하거나 밀가루 옷을 씌울 수 있다. 따라서 제조사와 성분을 확인해야 한다. 다행히 일부 통조림 육류 제조사는 무글루텐 제품이라는 것을 밝히므로 이를 보면 어떤 제품이 안전한지 알 수 있다.

점토

찰흙에도 밀이 들어있다. 안타깝게도 어린아이들은 찰흙으로 뭔가를 만들고 나서 종종 입을 갖다 댄다. 그렇지만 찰흙 역시 무글루텐 대용품이 판매되고 있고, 직접 만들 수도 있다. 재료와 만드는 방법은 인터넷에 나와 있다.

의약품과 건강 보조제

일부 의약품과 건강 보조제에도 글루텐이 들어있다. 건강 보조제는 처방전 없이 살 수 있다. 미국의 건강 보조제 라벨은 성분이 훨씬 철저하게 기재되어 있다. 포장박스나 속지에 성분이 기재되어 있지 않다면 약사에게 물어보거나 직접 찾아보자. 제조사에 전화를 걸어 약이나 보조 성분에 관한 정보를 직접 물어볼 수도 있고 인터넷에서도 찾아볼 수 있다.

특별히 관심을 기울여야 할 식품

오트

글루텐이 오트에도 들어있는지 몰라서 오랜 기간 혼란을 겪었지만, 오트에는 글루텐이 없는 것으로 밝혀졌다. 그렇지만 오트 역시 상당량의 글루텐에 오염될 수 있다. 도정소나 가공장비, 화물열차, 곡물 승강기에서 밀, 보리, 호밀과 섞이기 때문이다.

무글루텐 오트는 밥스 레드 밀(Bob's Red Mill) 회사에서 살 수 있다.(물론 여기에서 파는 오트 제품이 전부 무글루텐인 것은 아니다) 이에 관한 정보는 부록 A에 실었다. 이 회사들은 오염되지 않은 무글루텐 오트를 생산하기 위해 특별한 주의를 기울인다. 무글루텐 오트에 대한 반응은 그저 글루텐이 아닌 오트에 대한 반응일 뿐이다.

메밀

메밀에도 글루텐이 들어있을 거라고 생각하기 쉽지만 밀과 종간 간격이 넓은 탓에 메밀에는 글루텐이 들어있지 않다. 그러므로 안심하고 메밀을 식단에 포함시켜도 된다.

캐러멜 색소

캐러멜 색소는 여러 가지 원료로 만드는데, 이 원료에는 글루텐 함유 곡물도 포함된다. 그러나 미국과 캐나다에서는 지금까지 캐러멜을 제조할 때 글루텐을 사용하지 않았다. 그렇지만 모든 국가에서 제조하는 캐러멜이 그렇지는 않다.

변성전분

캐러멜과 마찬가지로 변성전분 역시 여러 가지 원료로 만드는데, 이 원료에는 글루텐 함유 곡물도 포함된다. 다행히 미국과 캐나다에서 생산되는 변성전분에 글루텐이 들어있다는 사례는 보고된 바 없다. 하지만 모든 나라가 그렇지는 않다.

옥수수 글루텐

옥수수 글루텐은 이 책에서 언급한 글루텐과는 완전히 다르다.

옥수수는 물론이고 옥수수 글루텐을 비롯해 옥수수에서 나오는 모든 것은 무글루텐 식단에 들어가도 무방하다.

블루 치즈

블루 치즈의 특징이라 할 수 있는 블루 베인(곰팡이의 정맥)은 블루 치즈 제조 공정에서 곰팡이를 생성시키기 위해 첨가하는 원료 때문에 생긴다. 원래는 이 원료로 빵을 이용했는데, 블루 치즈용 빵을 갈아서 치즈에 넣으면 블루 베인이 생성된다. 그러나 요즘은 빵이 아닌 표준화된 원료를 사용하기 때문에 글루텐을 걱정하지 않아도 된다.

블루 치즈는 글루텐을 피해야 할 사람들에게 대체로 안전한 식품이라고 말할 수 있다. 그렇지만 여전히 빵으로 만든 원료를 넣은 블루 치즈가 시판되기 때문에 안전을 기하려면 제조사가 어딘지 점검해보아야 한다.

식초

식초 역시 혼란스럽기는 마찬가지다. 식초는 여러 가지 와인, 애플 사이더, 그레이프(발사믹), 밀과 같은 곡물로 만든다. 식초는 보통 글루텐이 들어있는 곡물로 만들지만, 항상 증류과정을 거친다. 이 과정에서 글루텐이 없어지게 된다. 증류 식초에는 글루텐이 들어있지 않다. 엿기름 식초는 증류과정을 거치지 않기 때문에 글루텐이 들어있다.

증류주

증류주 역시 글루텐이 들어있지 않다. 위스키, 스카치, 보드카, 데킬라(여기에는 애당초 글루텐이 들어있지 않다) 브랜디, 진 역시 마찬가지다. 그러나 위스키나 증류주는 증류작업 이후에 색소와 기타 첨가제를 넣을 수 있기 때문에 신중하게 골라야 한다.

가공식품

어떤 가공식품에도 글루텐이 들어있을 수 있다는 것을 기억하라. 포장박스에 인쇄되어 있는 모든 성분을 살펴야 한다. 글루텐이 나와 있지 않아도 기타 식품과 함께 가공되거나 만질 때 뿌리는 밀가루 탓에 글루텐에 오염될 수 있다.

가장 안전한 가공식품은 무글루텐 인증을 받은 식품이다. 제품 라벨에 원모양 마크에 둘러싸인 "GF"라는 글자가 박혀 있다. 이 마크를 쓰는 회사는 엄격한 생산 기준을 준수하고 제품마다 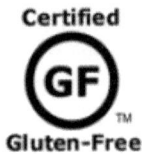 글루텐을 검사하며, 정기적으로 현장을 조사한다. 일부 회사는 회사 고유의 마크를 쓰는데 이러한 회사들은 동일한 기준을 준수하지는 못한다. 이 정책에 대해 더 많은 것을 알아보려면 무글루텐 인증 기관 홈페이지를 방문해보기를 권한다. 북미 글루텐 불내중 그룹 (GIG, www.gluten.net)이 대표적인데, 부록 B에 소개해두었고, 164페이지를 참조하기 바란다.

밀을 피하기

앞에서 살핀 것처럼 밀에 반응을 보이는 사람 대부분은 글루텐에도 반응을 보인다. 따라서 글루텐을 함유한 곡물과 식품을 피해야 한다. 그렇지만 밀만 피해도 된다면 피해야 할 식품의 가짓수는 다소 줄어들 것이다.

라이밀, 세몰라나, 카뮤, 쿠스쿠스 역시 밀의 일종이다. 스펠트는 밀과 종류가 다르지만 밀과 유전적으로 매우 가까워 밀과 안 맞는 사람들이 먹어서는 안 된다. 이러한 문제를 연구한 연구사례가 거의 없기 때문에 조심해서 시도해야 한다. 보리와 호밀에는 글루텐이 들어있지만, 글루텐 말고 밀만 피하면 되는 사람들은 보리와 호밀을 먹어도 된다. 모든 무글루텐 곡물은 밀 대용품이 될 수 있다.

무글루텐 식품의 취급

글루텐이 들어있지 않은 식품을 글루텐을 취급하는 공장에서 만들면 어떻게 될까? 많은 사람들이 이것을 궁금해한다. 이런 식품을 안 먹는 것이 최선이지만, 글루텐에 얼마나 오염될 수 있는지가 다시 궁금해질 것이다. 이 질문에 대한 답은 어떤 공장에서 취급되느냐, 어떤 처리과정을 거치느냐에 따라 달라질 수 있다.

감자튀김이 글루텐 함유 식품 처리 공정에 바로 뒤이어 제조되었는가? 또는 같은 기름으로 튀겼는가? 공장이 축구장만 해서 한쪽 끝에서는 글루텐 함유 제품을 만들고 다른 쪽 끝에서는 무글루텐 제품을 만들었는가? 무글루텐 식품 제조 라인이 글루텐 함유 식품 제조 라인 바로 옆에 있는가? 장비나 시설은 얼마나 청결한가?

안타깝게도 이를 정확히 파악하기란 쉽지 않다. 설령 안다 할지라도, 오염 때문에 발생한 문제는 몸이 음식에 들어있는 글루텐에 얼마나 민감하게 반응하는지에 달려있기 때문에 명확히 예, 아니오로 답을 얻기는 힘들다. 설명하지 않은 글루텐 오염이 어디에서 일어났는지 알 수 있는 사람도 있겠지만, 잘 모르는 사람이 대부분이다.

물론 이 질문은 식사의 질과 분리해서 생각하기 힘들다. 가공식품을 많이 먹는다면 그만큼 글루텐에 오염된 식품을 접하기 쉽다. 가공식품을 가끔씩만 먹는다면, 오염된 식품을 그만큼 덜 먹게 될 것이다.

글루텐을 몇 주나 몇 달간 끊게 되면 이런 오염을 별로 걱정할 필요가 없다. 몸이 더 큰 변화를 겪기 때문이다. 식단에 그처럼 큰 변화가 생기면 몸 상태가 극적으로 호전되어 미미한 오염이 유발하는 증상 정도는 알아차리기 힘들다. 물론 미세한 차이를 느끼는 사람들도 일부 있다. 어쨌거나 무글루텐 식사에 익숙해져 몸이 계속 좋아지는 걸 느낀다면 글루텐이 침범하지 않도록 계속 노력할 필요가 있다.

오염은 부엌에서도 일어난다. 집에서도 종종 글루텐을 찾을 수 있다. 만일 다른 가족이 글루텐 함유 식품이나 빵을 꼬박꼬박 먹고 있다면 먹는 음식이 오염되지 않았을까 확인해보고 싶을 것이다. 당연히 접시와 그릇, 컵, 은수저, 반죽도구를 깨끗이 씻어서 사용해야 한다. 또한 음식을 준비할 때 솥과 냄비를 깨끗이 씻어야 한다. 어떤 사람들은 주방용품 전체를 따로 쓰기도 하지만 이럴 필요까지는 없다. 어쨌건 버터 그릇과 땅콩버터, 잼, 마요네즈를 담는 용기는 따로 써야 한다. 이러한 그릇을 쓰고 난 다음 그릇을 잘 살펴보면 작은 빵부스러기를 종종 발견할 수 있다.

문제는 토스터다. 토스터 역시 따로 장만해야 할까? 빵부스러기 대부분은 토스터 바닥에 떨어지지만, 글루텐이 들어가지 않은 빵이 토스터를 통해 오염될 가능성도 부인할 수 없다. 이것이 문제라면 토스터를 따로 쓰면 된다. 토스터는 무글루텐 식사 시 굉장히 유용하게 쓰일 수 있다. 왜냐하면 무글루텐 빵은 토스터에 구울 때 더 잘 뭉치고 맛도 좋아지기 때문이다.

피해야 할 글루텐의 양은?

셀리악 병 환자들이 글루텐을 조금이라도 먹으면 안 된다는 사실에는 의심의 여지가 없다. 그렇지만 다른 유형의 글루텐 불내증에 시달리는 사람들이 글루텐을 어느 정도로 멀리 해야 하는지는 종종 질문의 대상이 되곤 한다.

이것에 대한 답은 글루텐을 먹지 않을 때 유익한 면보다는 글루텐을 먹을 때 미치는 영향에 기반해 생각해야 한다. 예를 들어, 누군가 땅콩에 생명이 위태로울 정도의 알레르기 반응을 보인다면 아무리 적은 양이라도 땅콩은 쳐다보아서도 안 된다. 이것은 신중하게 결정해야 할 문제다. 셀리악 병이 땅콩 알레르기만큼 생명을 위태롭게 만들지는 않는다 하더라도 셀리악 병을 치료해 건강을 되찾으려면 모든 글루텐을 멀리해야 한다.

흡연을 생각해보자. 하루 한 개비면 괜찮을까? 한 달에 한 개비는 어떨까? 간접흡연은 괜찮을까? 연기에 조금만 노출되어도 심각한 건강 문제가 생길까? 길게 보면 조금이라도 노출되지 않는 것이 건강에 낫지 않을까? 담배를 가끔 피우거나 단순한 간접흡연을 하더라도 건강에 피해를 입을 수 있다는 것은 주지의 사실이다. 두말할 것 없이 오랜 기간 담배를 피워왔다면 건강에 훨씬 많은 피해를 입을 수 있다. 어느 경우건 간에, 담배를 끊으면 훨씬 건강이 좋아질 것이다.

바이러스를 생각해보자. 바이러스에 대한 반응은 흡연에 비해 글루텐에 대한 반응과 좀 더 유사하다. 면역 체계가 바이러스를 계속 없애려 한다면 몸이 힘들어진다. 바이럴 로드[5]가 증가할수록 몸은 더 버거워진다. 대상포진이 아주 좋은 예다. 바이러스를 보유한다는 것은 항상 바이러스가 몸 안에 있다는 뜻이지만, 스트레스를 받거나 면역 체계에 문제가 생겼을 때만 비로소 뚜렷한 증상이 나타난다.

글루텐 섭취 역시 마찬가지다. 비셀리악성 글루텐 불내증 환자가 글루텐을 오랜 기간 섭취해왔다면 유독한 성분을 끊임없이 몸에 축적해온 것이다. 글루텐을 95% 정도 멀리하는데 성공한다면 치료

중인 증상을 상당히 덜 수 있겠지만, 여전히 글루텐 섭취에 따른 악영향에 알게 모르게 시달리고 있을 것이다. 글루텐과 싸우려면 계속 몸이 힘들다. 면역 부하가 증가하고 다른 질병과 싸울 능력이 감퇴한다.

핵심은 글루텐을 철저히 피할수록 몸이 건강해진다는 것이다. 건강을 최적의 상태로 유지하려면 모든 종류의 글루텐을 멀리해야 한다. 선택은 자신에게 달려있다. 글루텐을 섭취해 발생하는 증상은 글루텐이 유발하는 손상과 동일하지 않다는 것을 상기하라. 아무 증상을 느끼지 못하더라도, 몸은 계속 손상을 입을 수 있다.

무글루텐 식사로 바꾸었을 때 맞닥뜨리는 변화

금단 증상

식사에서 글루텐을 끊는 순간, 이른바 금단 증상에 시달리는 사람들도 있다. 이러한 경우, 밀과 글루텐을 끊는 것은 생각 이상으로 힘든 일이다. 며칠 또는 몇 주간은 글루텐을 먹고 싶어 못 견딜 것이다. 두통이나 피로가 생기고 몸이 찌뿌드드할 수도 있다. 그렇지만 참아야 한다. 이 단계를 이겨내면 몸이 좋아질 것이다.

사회생활에서 발생하는 문제

가장 어려운 문제 가운데 하나가 "음식 알레르기 때문에 사회생활이 곤란해지면 어떻게 하지?"라는 문제다. 처음에는 어디에서나 글루텐을 섭취하지 않는 사람을 찾기가 힘들다. 하지만 일단 글루텐을 끊고 나면 같은 처지에 있는 사람들이 자신과 똑같이 생활하는 것을 보고 놀라기 마련이다. 그러나 모든 사람이 자신을 도와주지는 않을 것이다. 여하튼, 어떻게 처신하느냐는 상당 부분 개인의 성격과 주변 관계에 달려있다. 자신의 의지건 아니건, 스스로와 주변 사람들에 대해 많은 것을 알게 될 것이다.

성격이 털털한 사람들은 주변 사람들에게 별 거리낌 없이 음식 알레르기를 갖고 있다는 사실을 밝힌다. 이것이 가장 바람직하다. 당당하게 도움을 청한다면 사람들은 기꺼이 따를 것이다. 자신의 건강이 글루텐으로 피해를 입는다는 것을 주변 사람들에게 알려주고 그들이 더 자세히 알고 싶어한다면 도움을 받을 수 있는 방법을 알려주면 된다.

스스로 처한 상황을 심각하고 단호하게 받아들인다면 다른 사람들이 자신을 어떻게 생각할지 개의치 않게 될 것이다. 적극 도와주는 사람도 있을 것이고 무관심한 사람도 있을 것이며, 글루텐 음식을 피하는 것을 자신이 베푸는 호의를 거절하는 것으로 받아들이는 사람도 있을 것이다. 가족과 친구들의 반응은 천차만별일 수 있다. 모든 가족들이 무글루텐 식사에 동참하는 가정도 있는 반면, 글루텐 불내증을 겪는 가족들의 음식을 따로 준비하는 가정도 있다. 기대 이상으로 애를 써 주는 친구들도 있지만 잘 이해를 못 하는 친구들도 많다. 도와주려고 하는 사람들조차도 구체적으로 무엇이 문제인지, 얼마나 심각한지 잘 몰라서 반드시 무글루텐 음식만 주어야 하는 것은 아니라고 생각하기도 한다. 핵심은 이것이 그들의 문제가 아닌 자신의 문제라는 것이다. 스스로를 보살피는 방법을 배우고 다른 사람들이 대신해줄 것을 기대하지 말라.

이 사실을 숨기려 들고 사회생활에서 이야기를 꺼내고 싶어하지 않는 사람들도 있다. 이들은 공식적인 식사자리가 시작하기 전에 미리 식사를 하고 오거나 안전한 음식만 골라 주문하고, 먹어도 되는 음식을 싸오기도 한다. 상황에 따라 다른 방법을 취할 필요가 있다. 만찬에 초대를 받으면 식사에 앞서 초대한 사람에게 미리 이야기를 하거나 파티가 시작하기 전에 먹을 것을 고를 수 있다. 처음엔 상대방이 잘 이해를 못 하겠지만 결국에는 받아들일 것이다. 식당에서 웨이터에게 음식을 주문할 때는 좀 더 편리하다. 즉석에서 요청하지 않더라도 미리 전화를 걸어 안전한 음식만 주문할 수도 있다.

당신이 점차 주목받고 있는 중요한 분야의 선도자라는 사실을 기억하라. 주변 사람들이 한 번도 글루텐 불내증에 관해 들어본 적이 없다면 나중에 당신의 경험을 통해 많은 도움을 얻을 수 있을 것이다. 이 분야에 대한 관심이 점점 늘어나고 있다. 글루텐을 끊고 건강이 좋아졌다는 사실을 깨닫는 사람들이 많기 때문이다.

스트레스를 받지 말 것

가끔 스스로를 주체하지 못해 울음을 터뜨리고 싶을 때가 있을지도 모르는데, 이럴 때마다 건강 문제를 해결할 방법을 찾았다는 사실을 되뇌기 바란다.[6] 지금껏 모르는 사이에 스스로 몸을 해치고 있었던 것이다. 지금은 문제가 무엇인지 알았고 전부는 아닐지라도 건강상의 손상을 일부라도 돌이킬 수 있다. 훨씬 나은 삶을 살 수 있는 것이다.

하루 만에 모든 것을 알 수는 없다. 자신이 글루텐 불내증을 갖고 있는지 확인하고 무엇을 해야 하는지를 아는 것은 시간을 갖고 조금씩 해나가야 하는 과정이다. 북미 글루텐 불내증 그룹(GIG, 부록 B 참조)에 훌륭한 자료가 많이 있다. 이 기관에서는 모든 유형의 글루텐 불내증 환자들을 지원할 수 있는 정보 및 다양한 프로그램을 제공하며 교육도 실시한다.

GIG의 단계별 프로그램

GIG는 글루텐을 어떻게 피할 수 있는지를 알려주는 유용한 단계적 프로그램을 갖추고 있다. 이 프로그램은 웹사이트에 올라와 있다. 여기에서는 일단 큰 문제부터 없앤 다음, 호전되는 효과를 자축하고 나서 좀 더 복잡한 문제에 접근하라고 권한다. GIG가 게재한 내용을 약간 수정해서 싣는다.

1단계: 빵, 파스타, 맥주, 시리얼처럼 글루텐이 확실히 들어있는 음식을 식사에서 없애라. 이러한 음식에 들어있는 글루텐은 식사에서 매우 큰 비중을 차지하고 있을 가능성이 높기 때문에 이 방법은 아주 좋은 출발점이 될 것이다. 어떤 무글루텐 대체식품을 구입할 수 있는지 알아보기 바란다. 이후 이 방법을 간략히 논의하는 과정에서 여러 가지 방법이 있다는 것을 곧 알 수 있을 것이다.

2단계: 제1단계에 익숙해지고 나면 미처 생각지 못한 글루텐 함유 성분이 있는지 라벨을 살펴보기 바란다. 라벨을 하나하나 읽다 보면 굉장히 놀랄 것이고, 알아가는 과정 초반에는 많은 부분을 놓치게 될 것이다. 피해야 할 것들을 목록으로 만들거나, 이 책을 다시 들춰봐야겠다고 생각할 수도 있다. 또한 먹어도 되는 음식 목록을 만들고 싶을지도 모른다.

이 단계에서는 무글루텐 식사를 하는, 함께 대화를 나눌 수 있는 친구를 두는 것도 훌륭한 방법이다. 친척이나 직장 동료가 글루텐을 멀리 한다거나 누군가 글루텐 불내증이라는 사실을 알게 되면 상당히 반가울 것이다. GIG나 다른 기관들의 후원 네트워크를 접촉하거나 인터넷 포럼을 찾아보기 바란다. 부록 B에 이와 관련된 정보를 실어두었다.

3단계: 약제, 구강 청결제, 치약, 목캔디, 껌과 같은 제품 역시 눈여겨보고 식단을 세밀히 조정하기 바란다. 음식을 나누어 먹거나 같은 도구로 요리하는 과정에서 글루텐에 오염될 수 있는 경우도 점검해야 한다.

4단계: 이 단계까지 왔다면 능숙한 단계에 이른 것이다. 음식에 어떤 성분이 들어있는지 회사에 직접 물어보는 것도 좋다. 라벨에 기재되지 않은 성분이 있다고 의심되거나, 완벽하게 안심하고 싶다면 전화를 걸어 물어봐야 한다. 이러한 단계 전부가 너무 버거울 것 같으면 다음 단계가 준비될 때까지 이전 단계를 이행하면 된다.

태도가 모든 것을 좌우한다!

갑자기 이처럼 큰 변화를 시도한다면 분노, 부정적 사고, 슬픔과 같은 상실감을 느끼는 게 당연하다. 그렇지만 선택은 스스로에게 달려있다는 것을 기억하라. 아무도 당신이 병에 대해 불평하는 것을 듣고 싶어 하지 않는다. 글루텐 불내증을 앓고 있는 사람들을 후원하는 모임을 운영하는 기운 넘치고 적극적인 한 여성은 항상 긍정적인 사고로 모임을 운영한다. 그녀는 항상 환자들과 만나는 첫 자리에서 수많은 음식을 멀리해야 하는 상실감에 대해 절대 불평하지 말라고 말한다. 정신의학계에서 용인되는 방법은 아니지만, 그녀가 쓰는 방법은 효과가 있다. 무글루텐 식사를 하고 싶지 않다면, 안 해도 된다. 건강을 개선시키는 데 별 신경을 쓰지 않는 사람들도 많다. 그렇지만 이 책의 독자들만이라도 시도해볼 가치가 있다고 생각을 바꾸기를 간절히 바란다.

리처드

리처드는 자신의 몸을 괴롭혔던 이유가 무엇인지 안 것까지는 좋았으나, 그것이 바로 글루텐 불내증이라는 사실을 알고서 가슴이 무너졌다. 리처드와 아내 클레어는 리처드에게 도움을 줄 수 있는 유일한 치료법이 무글루텐 식사라고 생각하자 가슴이 답답했다.

담당 의사는 리처드 부부를 도우려 몇 가지를 제안했다. 의사는 일단 리처드의 식단에서 글루텐이 많이 들어있는 음식부터 없애라고 권하면서, 확실하지 않은 것들은 그 다음에 신경 써도 늦지 않다고 조언했다. 의사는 또 리처드가 사는 곳에 있는 후원 그룹 모임에 참가해보라고 권했다.

식습관을 바꾸느냐, 바꾸지 않고 건강을 계속 망치느냐라는 선택의 기로에 서 있다는 사실을 깨닫고, 리처드와 클레어는 당장 의사가 제시한 계획을 실행에 옮겼다. 리처드는 후원 그룹에 속한 사람들을 만나 많은 도움을 얻었다. 그리고 친구나 가족들과 함께 자신의 진단사례에 관한 대화를 나누면서 그들 가운데 몇 사람도 글루텐 불내증을 겪고 있다는 사실을 알게 되었다.

그들을 통해 모르고 있던 글루텐의 섭취 경로를 알게 되었고 무글루텐 대체식품과 무글루텐 식사를 제공하는 식당뿐 아니라 어떻게 하면 글루텐 오염을 피할 수 있는지도 알게 되었다. 리처드 부부는 다른 환자들과의 교류를 통해 실수를 저지르지 않을 수 있었던 것은 물론이고 정보를 얻기 위한 시간을 절약할 수 있었다.

새로운 식습관을 받아들이기 위해 어떤 음식을 피할지와 같은 방식으로 접근하기보다, 새로운 레시피를 시도해보고 새롭게 먹을 만한 것을 찾기로 했다. 두 사람 모두 안전한 음식과 피해야 할 음식을 적은 노트를 들고 다녔다. 클레어는 글루텐을 섭취해도 상관없지만,

리처드의 식단에 신경 쓰면서 자신 역시 도움을 받고 있다는 사실을 깨달았다. 리처드가 식단에서 글루텐 함유 식품을 없애면서 더 영양가 있는 대체식품으로 바꾸었기 때문이다. 결과적으로 리처드와 클레어 두 사람 모두 예전에 비해 건강식을 섭취해서 건강이 나아졌다고 느낀다.

무글루텐 식사

남아있는 먹을 것은?

무글루텐 식사를 시작하는 사람들은 흔히들 세상에 먹을 게 아무것도 없다고 생각한다. 그러나 전 세계 문화권을 아울러 수십억에 가까운 사람들이 글루텐을 거의 먹지 않거나 아예 먹지 않는 식단을 풍성하게 유지한다.

실제로 무글루텐 식사의 먹거리는 전부 몸에 좋다. 채소, 과일, 고기(통조림 육류는 제외), 쌀, 콩류는 여전히 먹어도 되며 몸에도 좋다. 심지어 유제품도 유제품 알레르기나 과민증이 없다면 먹어도 된다. 그렇지만 글루텐 불내증을 겪는 사람들은 흔히 유제품 알레르기나 과민증을 겪는다.(12장 참조)

다음 식품에는 글루텐이 들어있지 않아 무글루텐 식단에 넣을 수 있다.

콩
쌀
옥수수
감자
고기
생선
채소
과일
견과류
유제품
달걀
퀴노아[7]
수수
테프
타피오카[8]
아마란스
애로루트
메밀
몬티나[9]

희망적인 소식

  무글루텐 식사에서 가장 어려운 부분은 글루텐이 들어있지 않은 가공식품을 찾는 것이다. 건강식을 유지해오지 않았다면 식품을 고르는 시간을 들이는 데 익숙해져야 할 것이다. 그러나 글루텐 불내중 연구가 지속되고 점점 더 많은 사람들이 글루텐을 멀리하게 되면서 무글루텐 빵, 무글루텐 파스타를 비롯한 다양한 무글루텐 식품이 시장에서 판매되고 있다. 신제품도 꾸준히 출시된다. 무글루텐 시리얼, 쿠키, 케이크 가루, 브라우니 가루, 팬케이크 가루, 빵가루 등 세상의 거의 모든 식품이 글루텐을 제거한 상태로 출시된다.

요리책을 비롯해 글루텐 없이 생활할 수 있는 방법을 설명한 훌륭한 책들이 많이 나와 있는데, 이 장에서 설명한 내용보다 훨씬 자세하게 기술되어 있다. 다른 저명한 저자들이 쓴 책을 재탕하는 것이 이 책이 의도한 바는 아니므로, 부록 B에 글루텐 없는 삶에 관한 정보를 얻을 수 있는 권장서적과 기관들의 목록을 소개했다.

무글루텐 식품은 너무 비싸요!

가공되거나 정제된 탄수화물을 고집한다면 방법은 시중에 판매되고 있는 무글루텐 가공식품을 구입하는 방법이 있다. 그렇지만 이러한 류의 무글루텐 식품은 값이 비싼데, 169페이지에서 소개한 천연 무글루텐 식품을 먹는다면 비싼 가격을 감수할 필요가 없다. 선택은 스스로에게 달려 있다. 값비싼 무글루텐 식품이 없어도 건강하고 행복하게 살 수 있다.

무글루텐 식품이 비싼 이유는 크게 두 가지다. 첫째, 생산량이 적어 생산비용이 많이 들기 때문이다. 둘째, 글루텐 함유 식품은 무글루텐 식품에 비해 구조상 저렴하게 제조할 수 있다. 식품 산업은 밀, 옥수수 시럽, 사탕수수로 만든 설탕처럼 엄청난 규모로 생산되는 제품을 원료로 쓰는 대규모 산업이다. 이를 보면 정말 저렴한 가격으로 식품을 구입할 수 있는 것처럼 보인다.

지금 우리가 접하는 식품은 원래 음식에서 필요한 것만 남겨 영양가치가 거의 없다. 식품이라고 말하기 민망할 정도이므로 그렇게 저렴한 것이다. 가공식품 산업은 영양에 거의 관심을 두지 않는다. 가공식품을 먹지 않으면 더 건강히 살 수 있는데도, 관련 업계는 마케팅과 브랜드 홍보에만 혈안이 되어 가공식품 없이는 못 살 것처럼 사람들을 호도한다.

가장 몸에 좋은 무글루텐 식품인 채소, 과일, 고기, 견과류 등과 같은 '자연 식품'은 특별한 제품이 아니며, 글루텐을 먹을 때 구입했던 가격과 다르지 않다. 식료품 가게를 돌아다니며 이러한 식품을 찾아보기 바란다.

글루텐 불내증을 없앨 수 있을까?

글루텐 불내증이 영구히 사라질 수 있다는 증거는 어디에도 없다. 글루텐 불내증은 바이러스나 박테리아처럼 박멸할 수 있는 것이 아니다. 글루텐을 끊지 않고 계속 섭취한다면, 글루텐에 반응하도록 면역 체계를 자극하게 된다. 이에 따라 유발된 손상은 치료할 수가 없다. 왜냐하면 몸에 끊임없이 문제의 원인을 주입하기 때문이다.

물론 살아가면서 증상이 바뀌기 때문에 글루텐 불내증에서 벗어났다고 생각하기 쉽다. 그렇지만 글루텐 불내증에서 벗어나기란 불가능하다. 글루텐 불내증에 따른 증상은 언제나 동일하게 나타나지 않지만, 면역반응은 이와 관계없이 여전히 한쪽 편에 도사리고 있다. 글루텐을 계속 먹는다면, 검진 결과는 달라지지 않거나 더 나빠질 가능성이 높다.

글루텐을 잠깐이라도 피하고 나면, 글루텐 불내증을 가리키는 표지인 항체 수준이 감소하기 시작하고 글루텐 불내증 검사 결과는 대부분 음성으로 나올 것이다. 결과가 음성으로 나와도 완치가 되었다는 뜻은 아니다. 항체 수준이 감소한 것은 면역 체계가 반응하는 음식을 피했기 때문이다. 그렇지만 면역 체계는 글루텐 불내증을 기억하는 기억 세포를 갖고 있기 때문에 글루텐을 다시 섭취하게 되면 항체 수준이 다시 증가하기 시작한다.

글루텐을 다시 먹어도 별다른 증상이 나타나지 않기 때문에 완치가 되었다고 착각하는 실수를 저지르지 않기 바란다. 글루텐을 다시 섭취할 때 아주 극적인 반응이 나타나는 사람도 있지만 과거에 극적인 반응이 나타났어도 아무런 증상이 나타나지 않는 사람도 있다. 몇 주 또는 몇 달간 글루텐을 다시 먹게 되면 몸이 다시 아프게 된다. 건강이 아주 서서히 나빠지기 때문에 글루텐과는 무관하다고 생각하기 쉽다. 글루텐 불내증이 있다는 사실 자체를 망각하고 왜 다시 몸이 아플까 하고 고민하는 사람도 있다.

치료에 소요되는 기간은?

건강상에 어떤 변화를 느끼려면 몇 주 또는 몇 달간 글루텐을 섭취하지 않아야 한다. 한두 주만에 좋아지지 않는다고 실망할 필요는 없다. 치료과정은 나이와 글루텐 불내증에 시달린 기간에 따라 몇 달, 또는 몇 년이 걸릴 수도 있다. 셀리악 병 연구사례에 따르면 소장 융모 위축을 완전히 회복하는 데 필요한 시간은 1년~2년까지 걸릴 수 있고, 환자가 나이가 많을수록 회복도 더디다고 한다. 2~3개월 만에 눈에 띌 만큼 좋아지지 않거나, 증상 가운데 일부만이 사라졌다면 글루텐 이외의 다른 문제가 있을 수 있다. 이와 관련된 정보는 12장을 참조 바란다.

현재의 처방과 나중의 처방

명확히 설명한 것처럼 글루텐 불내증을 치료하는 지름길은 없다. 이미 치료법은 나와 있다. 식단에서 글루텐을 제거하는 것이다. 이처럼 간단한 방법이 있지만, 글루텐 불내증을 치료하는 제품 역시 개발 중이다.

셀리악 병 치료를 염두에 둔 여러 가지 약제가 곧 출시될 예정인데, 이러한 약제가 셀리악 병을 완치하지는 못할 것이다. 이 약제가 셀리악 병이 유발하는 모든 증상을 완벽하게 막을 수 있을 것 같지도 않다. 단지 셀리악 병이 유발하는 손상 일부를 완화시키는 정도에 지나지 않을 것이다. 대중은 이러한 약제의 광고에 현혹되기 쉽다. 또한 언제나 그렇듯이 약제는 제약회사에게 돈다발을 안겨준다. 그렇지만 셀리악 병의 완벽한 치료법은 이미 나와 있다. 글루텐을 끊어라. 다른 어떤 방법도 이보다 나을 수는 없다.

조눌린

조눌린(Zonulin)은 셀리악 병으로 생기는 손상과 관련이 있다. 장 투과성은 소장 융모 위축이 진행된 결과인데 조눌린은 장벽의 투과성을 증가시킨다. 글루텐은 조눌린의 생성을 촉진한다. 셀리악 병이 곧 소장 융모 위축이라는 원리에 근거해 조눌린을 차단하는 약제를 개발 중이다. 개념상 셀리악 병이 소장 융모 위축인 것은 맞지만, 책 초반부에 다루었듯이 글루텐 불내증은 범위가 더 넓다. 따라서 이러한 약제가 소장 융모 위축을 예방하는 데 글루텐을 피하는 것만큼 효과적일지는 의문이다. 그리고 글루텐 불내증이 유발하는 기타 여러 가지 증상에는 아무런 효과가 없을 수 있다. 이것은 글루텐 불내증의 증상을 완화시키는 대증요법에 지나지 않을 수 있다. 약으로는 셀리악 병을 완치할 수 없다. 글루텐을 계속 섭취한다면 평생 약을 먹어야 할 것이다. 다른 모든 약제와 마찬가지로, 이 약 역시 부작용이 있을 수 있다. 이 약의 장점은 셀리악 병이 잘 낫지 않는 사람들이 소장 융모 위축을 치료하려 할 때 무글루텐 식사와 맞물려 도움을 줄 수 있다는 것이다.

백신 접종

셀리악 병을 위한 백신 역시 개발 중이다. 원래 백신은 독감 바이러스, 간염 바이러스, 홍역 바이러스와 같은 바이러스에 사용된다. 몸에 원인 물질을 주입해 면역 체계가 확인하고 대비할 수 있도록 하는 것이다. 이렇게 하면 해당 물질에 노출되어도 이를 제거해 해를 입지 않는다는 원리다.

바이러스를 겨냥해 백신을 접종한다는 것은 일리가 있다. 그렇지만 음식 알레르기를 염두에 둔 백신 접종은 전혀 다른 문제다. 몸에 음식이 계속 들어오는 한, 면역 체계는 음식을 제거할 수 없다. 면역 체계는 오직 끝없이 과다 면역반응을 일으킬 뿐이다. 이것은 완치와는 거리가 멀다.

백신을 접종하면 면역 체계가 소장의 융모를 공격하지 않도록 막아, 자가면역질환을 예방한다고 말할 수도 있을 것이다. 백신은 분명 조직 트랜스글루타미나아제 항체와 같이 몸에서 생성되는 다른 항체에 대한 반응을 유발한다. 글루텐 섭취를 중지하지 않는 한 계속 일어나는 면역반응을 차단해야 한다. 이것은 완치가 아니라 증상을 억제하는 대증요법일 뿐이다. 또한 소장 융모 위축과 무관한 글루텐 불내증과 관련된 문제를 예방하지 못한다.

소화 효소

일부 효소제품은 특별히 글루텐 소화를 돕기 위해 만들어졌다. 효소제품 중 하나인, 글루텐자임(www.IBSTreatmentCenter.com 또는 www.glutenzyme.com에서 구입할 수 있다. 두 웹사이트는 모두 같은 주소다)은 의도치 않게 글루텐을 섭취했을 때 특히 유용하다. 시간에 맞춰 빨리 복용하면 글루텐 소화를 도와 부작용을 감소시킬 수 있다. 그렇지만 이 효소를 먹는다고 해서 글루텐을 섭취해도 되는 것은 아니며, 글루텐 불내증을 완치할 수 있는 것도 아니다.

요약

글루텐 불내증이나 밀 알레르기를 치료하는 것은 간단하면서도 복잡한 일이다. 음식물에 들어있는 특정 성분이나 곡물만 피하면 치료 효과와 더불어 건강이 호전된다는 점에서는 간단하다. 반면에 음식의 성분이나 곡물이 각양각색의 제품에 수만 가지 방식으로 이용되는 점에서는 복잡하다. 또한 사람의 감정이나 습관은 문제를 더 복잡하게 만든다. 사람의 감정과 습관은 식단을 구성하는 데 큰 역할을 담당한다. 이러한 곡물을 멀리하기가 너무나 고역스러운 사람도 있다. 그렇지만 글루텐 없는 건강한 삶을 누리며 노력할 만한 가치가 있다고 깨닫는 사람들이 무수히 많고, 심지어 글루텐 없는 삶을 즐기는 사람도 있다. 스스로 건강을 챙길 방법을 찾는 것처럼 흐뭇한 일도 없을 것이다.

그렇지만 글루텐을 착실히 피해도 건강이 별로 나아지지 않는다면 어떻게 해야 할까? 드물지 않게 일어나는 일이다. 이에 대한 여러 가지 논리적 근거를 찾을 수 있는데, 12장에서 이 문제를 아주 자세히 다룰 것이다.

---

1 듀럼밀에서 가공된 입도가 거친 가루로 마카로니, 스파게티의 원료로 사용된다.—역자주
2 수프나 샐러드에 넣는, 바삭하게 튀긴 작은 빵 조각—역자주
3 버무린 양념—역자주
4 고기의 즙을 닭이나 소고기 육수와 섞은 후 와인, 우유와 포도주 또는 녹말 같은 것을 넣어 만든 소스—역자주
5 바이러스의 양(Viral load)—역자주
6 글루텐을 피해도 건강 문제가 해결되지 않는다면 아직 발견 못한 다른 이유가 있는 것이다. 12장에서 설명하기로 한다.
7 남아메리카 안데스산맥의 고원에서 자라는 곡물—역자주
8 열대작물인 카사바의 뿌리에서 채취한 식용 녹말—역자주
9 미 서부에서 생산되는 인디언 벼를 갈아 만든 쌀가루의 일종—역자주

10장

밀로 인해 흔히 발생하는 질병

―빈혈, 철 결핍증, 갑상선기능저하증, 골다공증

> 너 자신을 최대한 활용하라. 그 안에 네가 있다.
> ―랄프 왈도 에머슨

3장에서 글루텐 불내증이 흡수장애를 유발할 수 있다는 사실을 설명했다. 만일 글루텐 불내증으로 말미암아 면역 체계가 음식을 공격할 경우, 그 음식을 잘 소화시키지 못할 뿐 아니라 음식에 들어 있는 영양소를 흡수하기 어려울 것이다. 뚜렷한 소화 관련 문제가 없어도 마찬가지다. 흡수 불량은 셀리악 병에서 흔히 나타나는 증상인데, 셀리악 병이 있으면 소장의 융모가 손상을 입기 때문이다. 하지만 흡수 불량은 다른 형태의 글루텐 불내증에서도 일어나는 증상이다.

소장의 융모에서 비타민과 미네랄이 흡수되기 때문에 흡수 불량에 시달리면 여러 가지 비타민, 미네랄 결핍이 나타날 수 있다. 이러한 비타민, 미네랄 결핍은 다른 문제를 일으킬 수도 있다. 따라서 글루텐을 피해 소화관을 치유하는 것은 영양 상태를 개선시키는 가장 중요한 첫걸음이다.

그 다음 해야 할 일은 채소, 양질의 단백질, 양질의 지방으로 구성된 건강식을 먹는 것인데, 이와 관련된 내용은 다음 장에서 다룰 것이다. 이 장에서는 갑상선기능저하증 같은 글루텐 불내증과 관련된 몇 가지 특정 영양결핍을 다루고자 한다. 갑상선기능저하증이 반드시 영양결핍 때문에 발생하는 것은 아니지만, 글루텐 불내증과 관련될 때가 많다.

철 결핍증, 빈혈, 피로

빈혈은 적혈구 생성에 문제가 생겼을 때 발생하는 질환이다. 몸에서 적혈구를 정상치보다 적게 생산하거나 생산하는 적혈구의 모양이 망가졌을 때를 말한다. 빈혈은 흔한 질환이며 특히 글루텐 불내증을 겪는 사람들에게 자주 나타난다. 이것은 일반혈액검사(CBC)라 부르는 간단한 혈액검사로 진단할 수 있다.

빈혈은 피로를 유발한다. 적혈구는 몸 전체의 산소를 운반하는 역할을 담당하기 때문에 적혈구의 양이 충분하지 않거나 적혈구 모양이 망가진 상태라면 세포에 산소를 충분히 공급하지 못한다. 산소가 부족하면 피로감을 느끼고 인지력이 떨어지게 된다.

빈혈에는 여러 가지 종류가 있다. 가장 흔한 유형은 철 결핍성 빈혈과 비타민 B_{12} 결핍성 빈혈, 엽산결핍성 빈혈이다. 각각의 특징을 자세히 살펴보자.

철 결핍성 빈혈

철 결핍성 빈혈이 있으면 일반혈액검사에서 적혈구 수치, 헤마토크릿 수치, 헤모글로빈 수치가 낮게 나타난다. 철 함유 단백질 결정체인 페리틴 수치를 측정하면 빈혈로 진행되기 전에도 철분 수치가 낮은지를 측정할 수 있다. 철분은 인체 조직에 저장되는데, 특히 간, 비장, 골수에 페리틴의 형태로 저장된다.

일반혈액검사에서 철 결핍성 빈혈이 나타나기 전까지 페리틴 수치는 꾸준히 감소한다. 페리틴을 측정하는 것은 실제 철분 상태를 알 수 있는 최적의 방법이다. 페리틴 수치가 빈혈 여부를 예외 없이 설명해주는 것은 아니지만, 가까운 장래에 철 결핍성 빈혈로 진행될지를 판단하는 탁월한 지표인 것은 분명하다.

페리틴 수치는 간단한 혈액검사로 측정할 수 있다. 만족스러운 페리틴 수치는 보통 50 이상인데, 30 이하는 철 결핍증을 가리키며 18 이하는 저장철 수치가 바닥난 상태를 가리킨다. 단, 이 수치는 검진기관과 참고문헌에 따라 달라질 수 있다.

페리틴 수치가 높다면, 혈색소침착증이라 알려진 철분 과다 상태를 해소하기 위해 추가적인 검진을 받아야 한다는 것을 시사한다. 철분을 과도하게 섭취할 필요는 없다. 흔히 발생하는 문제는 아니지만, 어떤 사람들은 과도하게 철을 저장하려는 유전적 성향을 보이기도 한다.

페리틴 수치를 적당한 수준으로 올리지 못한다면 빈혈에 시달릴 우려가 높아지며, 잦은 주기로 찾아오는 빈혈에서 벗어나기 힘들다. 혹은 피로를 유발할 수 있는 '경계성 빈혈'에 시달릴 수 있다. 경계성 빈혈 역시 빈혈인 것은 마찬가지다. 이를 치료하면 몸이 훨씬 좋아질 것이다.

철분 보충하기

철 결핍성 빈혈증에 시달리는 사람 대부분은 철분을 보충하면 신속한 변화를 보인다. 철분 결핍이 얼마나 심하느냐에 따라 다르지만, 저장철(페리틴) 수치를 적정 수준으로 끌어올리려면 6개월에서 12개월까지 걸린다. 일반혈액검사 결과가 정상이라면, 페리틴 수치가 만족스러운 수준(정상 범위의 중간치 정도)으로 올라갈 때까지 철분을 계속 섭취하면 된다.

CBC 수치와 페리틴 수치를 점검하려면 추가적인 혈액검사를 통해 철분이 보충되는 상황을 지켜보아야 한다. 치료가 효과가 있는지, 적절한 페리틴 수치에 도달해 지나치게 많은 철분을 섭취하지 않아도 되는지를 알기 위해서다.

혈액검사에서 철분 결핍이라고 판명되지 않은 이상에는 철분 보충제를 절대 복용하면 안 된다. 철분을 과잉섭취하면 철 결핍증과 유사한 증상이 나타날 수 있고, 매우 유독해 간 손상이 발생할 수 있다.

고급 철분 vs 저급 철분

산화철이나 황산철과 같은 저급 철분 보충제는 흡수가 잘 되지 않아 배탈과 변비와 같은 소화장애를 종종 일으킨다. 대부분의 이러한 문제점은 다른 형태의 철을 사용함으로써 피할 수 있다. 약국에서 살 수 있는 'Slow Fe' 제품과 같은 액체철분이나 지연 방출형 철분 캡슐은 먹어도 배탈이 잘 나지 않는다. 고급 철분 보충제는 보통 철 피콜리네이트, 철 글리시네이트, 구연산철의 형태로 출시되는데, 훨씬 잘 흡수되고 부작용도 적다. 이러한 철분제품을 파는 곳도 있다.[1]

비타민 B_{12}나 엽산을 철분제와 함께 복용하는 것도 현명한 방법이다. 적혈구를 만들려면 이러한 영양소 역시 필요하기 때문이다. 비타민 C는 철분의 흡수를 촉진하기 때문에 비타민 C 500mg을 함께 섭취하는 것도 바람직하다.

비타민 B_{12} 결핍성 빈혈과 엽산 결핍성 빈혈

비타민 B_{12} 결핍성 빈혈과 엽산 결핍성 빈혈은 모두 확장된 적혈구와 관련이 있으므로 일반혈액검사에서 증상이 똑같이 나타난다.

모두 평균 적혈구 용적(MCV)과 평균 적혈구 헤모글로빈(MCH) 수치가 상승해 있다. 따라서 누구에게 어떤 성분이 부족한지 알기는 어렵다. 비타민 B_{12}와 엽산 수치를 측정할 수는 있지만, 비타민 B_{12}가 결핍된 것인지 엽산이 결핍된 것인지 불분명하다면 두 영양소를 모두 섭취해보는 것도 한 가지 방법이다.

무글루텐 식사를 할 경우 비타민 B가 부족해질 수 있다. 엽산, 비타민 B_{12}, 일부 다른 비타민 B 역시 여기에서 부족해지는 비타민 B에 해당된다. 무글루텐 곡물은 빵과 같은 글루텐 함유 곡물 식품과는 달리 반드시 비타민 B를 보충해주지 않는다.

그렇지만 채소를 많이 먹으면 비타민 B를 섭취할 수 있다. 채소는 비타민 B를 공급해줄 뿐 아니라 여러 가지 면에서 몸에 좋다. 어쨌건 무글루텐 식사를 구성하는 음식에는 비타민 B가 부족하기 때문에 고급 멀티비타민 제제와 미네랄 보충제를 복용할 필요가 있다. 다음 장에서 이를 논의하기로 한다.

비타민 B_{12}와 엽산은 둘 다 먹어서 섭취할 수 있다. 그렇지만 비타민 B_{12}는 소화관에서 잘 흡수되지 않기 때문에 섭취하는 것만으로는 비타민 B_{12} 결핍을 해소하기 어렵다. 이에 비타민 B_{12} 수치를 정상으로 돌리려면 아주 오랜 기간 고농도 비타민 B_{12}를 투여해야 한다. 비타민 B_{12}를 주입하면 몸의 비타민 B_{12} 양을 늘려 비타민 B_{12} 수치를 효과적으로 바로잡을 수 있다.

엽산은 하루에 두 번씩 약 400마이크로그램(mcg)을 섭취하면 된다. 비타민 B_{12}는 매일 약 1,000mcg을 섭취하면 된다. 의사는 엽산과 비타민 B_{12}를 처방할 것이고 복용 기간도 정해줄 것이다. 필요한 경우에는 비타민 B_{12} 주사를 놓아줄 수도 있다. 이러한 유형의 빈혈에 시달리는 경우, 바로잡으려 노력하면 수일 내로 좋아질 것이다.

상태가 좋아지더라도 필요한 보충제를 처방받은 이상 하루라도 거르면 안 된다. 빈혈은 몹시 흔해 쉽게 발견하고 치료할 수 있다. 또한 개인의 삶의 질에 지대한 영향을 미치기 때문에 글루텐 불내증으로 처음 진단받은 사람들은 항상 빈혈 검사를 받아보아야 한다.

골다공증

골다공증은 골밀도가 낮은 상태를 의미한다. 20세 이상의 나이에 셀리악 병으로 진단받은 사람은 골밀도를 반드시 검사해보아야 한다. 왜냐하면 셀리악 병이 유발한 흡수 불량은 골다공증을 일으킬 수 있기 때문이다. 한편 셀리악 병 이외의 글루텐 불내증 역시 골다공증을 유발하는지, 비셀리악성 글루텐 불내증에 시달리는 사람들이 어린 나이에 골다공증 검사를 받아보아야 하는지는 뚜렷이 밝혀진 바가 없다.

골밀도를 조사하는 몇 가지 방법이 있다. 발목과 손목 테스트로 할 수 있지만, 이러한 방법은 엉덩이와 척추의 골밀도를 측정하는 DEXA와 특화된 CT 촬영에 비해서는 정확도가 떨어진다. DEXA와 특화된 CT 촬영을 통해서만 골밀도를 올바로 측정할 수 있다.

출현율

미국에서 약 1,000만 명이 골다공증에 시달리고 1,800만 명이 골밀도가 낮은 것으로 밝혀졌다. 골밀도가 낮은 것은 골다공증의 전조다. 폐경 후 여성 가운데 1/3이 골다공증으로 발전한다. 50세 이상 여성 가운데 1/3이 골다공증으로 인한 골절상을 입는다. 150만 명 가까이가 매년 골다공증으로 인한 골절상을 입는데, 5만 명이 사망한다. 골다공증이 발생하는 원인은 다음과 같다.

음식 알레르기, 특히 셀리악 병으로 발생하는 흡수 불량
흡연(뼈 손실이 늘어남)
스테로이드와 코르티코스테로이드의 장기 투여(칼슘 흡수와 뼈 생성을 방해함)
폐경(10년간 3% 뼈 손실을 유발한다)
체중을 지탱하는 운동 부족
골다공증 가족 병력
카페인(하루 510g 이상의 카페인은 뼈 손실을 촉진함)
과도한 음주
비타민 미네랄 결핍
갑상선기능저하증과 부갑상선기능항진증

우유나 유제품을 먹지 않는다고 골밀도가 낮아지지는 않는다. 이것은 낙농업계에서 퍼뜨린 잘못된 통념에 불과하다. 대부분의 동물은 뼈가 아주 강하지만 살아있는 동안 유제품을 일체 섭취하지 않는

다. 유제품이 먹거리에 들어있지 않은 국가의 국민들이 골다공증에 걸릴 위험이 더 높은 것도 아니다.

예방책

아래 사항을 지키면 뼈를 강화시키고, 골밀도 저하를 예방할 수 있다.

* 진한 녹색 채소를 많이 먹어라. 이러한 채소에는 칼슘, 비타민, 미네랄이 풍부하다. 정어리, 연어, 콩 역시 칼슘이 풍부하다.
* 비타민 D를 많이 섭취하라. 비타민 D는 대구간 기름, 생선, 달걀, 동물성 지방, 일광욕으로 보충할 수 있다.
* 체중을 지탱하는 운동을 규칙적으로 하라. 역기를 드는 것이 가장 좋은데, 역기를 들기 힘들다면 최소한 하루에 30분이라도 걸어야 한다. 이는 상체의 골밀도를 유지하기 위해 필요하다.
* 폐경 이후의 골다공증을 예방하려면 칼슘과 마그네슘, 비타민 D와 아래 언급한 기타 미네랄을 섭취해야 한다. 또한 폐경 전후로 체중을 지탱하는 운동을 규칙적으로 해야 한다.

우유와 유제품으로는 칼슘이나 비타민 D를 흡수하기 어렵다. 골밀도를 증가시키려 유제품을 섭취해서는 안 되며, 식단에서 유제품을 늘려서도 안 된다.

치료법

의학계에는 칼슘만 복용하면 골밀도가 증가한다는 잘못된 믿음이 뿌리 깊게 퍼져 있다. 골밀도는 칼슘만으로 해결되지 않는다. 예컨대, 비타민 D가 뼈 건강을 유지하는 데 중요하다는 인식이 점차 확산되고 있다. 식단을 바꾸는 것만으로 골밀도를 늘리기 어려울 때 도움을 줄 수 있는 약제도 있다.

비타민과 미네랄

몇 가지 비타민과 미네랄은 뼈 건강과 연관이 있다. 아래 언급한 비타민과 미네랄을 권한다. 권장량은 평균 체중의 성인을 위한 양이다. 그렇지만 개인에 따라 필요량은 변할 수 있기 때문에 내과의사 및 영양사와 상담을 거쳐 각자에게 필요한 복용량을 확인해야 한다.

* 비타민 D_3(콜레칼시페롤): 미국 북부지역에 사는 사람들은 10월부터 4월까지 날마다 1,000IU를 섭취해야 함
* 칼슘(구연산, 사과산염, 아스파르트산염, 글루코네이트, 그러나 흡수율이 떨어지는 탄산칼슘은 예외): 300~400mg을 하루에 두 회씩 복용
* 마그네슘(구연산): 하루에 500mg
* 아연: 하루에 15~30mg
* 셀레늄: 하루에 200mcg
* 붕소: 하루에 2~4mg

* 비타민 K: 하루에 100mcg
* 망간: 하루에 1mg
* 비타민 C: 하루에 100mg

이러한 비타민과 미네랄은 고급 멀티비타민에 많이 들어있다. 오스캅(Oscap)이라는 상품명으로 출시된 저자극성 고급 골다공증 예방약이 있다. 오스캅은 특별히 고급 멀티비타민과 같이 복용하도록 제조되었다.[2]

비타민 D의 중요성

장이 칼슘을 흡수하기 위해 필요한 비타민 D는 일광욕을 할 때 피부에서 합성된다. 비타민 D 수치가 낮은 사람들은 칼슘 흡수력이 현저히 떨어진다.

최근 연구에 따르면 북위 40도 이상에 사는 미국 북부지역 사람 대부분은 햇빛이 부족해 겨울에 비타민 D 결핍증에 시달린다. 일광욕을 하지 않아 얼마나 많은 비타민 D를 섭취해야 하는지 궁금하다면, 여름에 야외에서 상당한 시간을 보내는 사람은 하루에 2,800IU의 비타민 D를 합성한다는 사실을 참고하면 된다.

후속 연구에 따르면 우유에 첨가되는 합성 비타민 D는 부족한 비타민 D를 보충하기에 부족하다. 비타민 D_2는 몸에서 비타민 D_3로 전환되어야 하는데, 비타민 D_3는 몸에서 스스로 합성되는 활성형 비타민 D다.

드리스돌(Drisdol)이나 칼시페롤(Calciferol)과 같은 비타민 D_2 제제는 비타민 D_2를 인공적으로 합성한 것이고 보통 매주 5만 유닛 정도씩 고농도로 처방된다. 비타민 D_2는 쉽게 비타민 D_3로 변환되지 않기 때문에 이러한 비타민 D_2 제제는 자연 비타민 D_3(콜레칼시페롤)에 비해 효과가 훨씬 떨어진다. 콜레칼시페롤은 널리 이용되는 보충제이며 별도의 처방을 요하지 않는다.[3]

비타민 D는 혈액에서 측정될 수 있는데 혈청 25(OH) 비타민 D 수치로 측정해야 한다. 대부분의 검진기관에서 이용하는 정상적인 수치는 10에서 65나노그램/밀리리터(ng/ml)이다.

그렇지만 최근 연구는 30ng/ml의 비타민 D 수치를 보유한 사람들은 20ng/ml의 비타민 D 수치를 보유한 사람들에 비해 칼슘을 65% 더 많이 흡수한다는 사실을 보여주었다. 몸에 보유해야 할 비타민 D의 최소 수치는 40ng/ml이며, 최적 수치는 100ng/ml에 근접한다.

약제처방

이 책은 약제 처방을 권장하지 않는다. 그렇지만 일단 골다공증으로 진행된 다음에는 골밀도를 충분히 증가시키기 어렵다. 골다공증에 시달린다면, 식습관을 개선하고 운동량을 늘리고 보충제를 먹는 것뿐만 아니라 의사와 상담을 거쳐 약제 처방 여부를 결정해야 한다.[4]

갑상선기능저하증

갑상선(갑상샘)은 목청 앞쪽에 위치한다. 쇄골과 흉골이 만나는 곳 바로 위에 있다.

위치가 어디인지보다는 어떤 역할을 하느냐가 중요한데, 갑상선의 본질적인 역할은 대사 조절이다. 인체는 갑상선 호르몬(T_4와 T_3)을 생산해서 활동성을 결정하는데, 이는 체온에도 영향을 미친다. 갑상선 호르몬은 건강에 필수적이며, 신진대사량, 체력, 인지력에 영향을 미친다. 만일 갑상선에서 너무 많은 호르몬이 생성된다면 일시적으로 활동 과다가 일어날 것이고 기진맥진한 상태가 될 수밖에 없다. 반면, 갑상선 호르몬이 너무 적어도 피곤해진다.

요오드나 타이로신이 갑상선 기능과 관련된 주요 영양소이긴 하지만 갑상선기능저하증이 항상 영양결핍 때문에 발생하는 것은 아니다. 갑상선기능저하증은 갑상선이 적절한 양의 T_4나 T_3를 생산하지 못할 때 생기는 질환이다. 갑상선기능저하증에는 몇 가지 유형이 있다. 그러나 피로, 집중력 저하, 피부 건조증, 오한, 변비, 체중 증가가 일반적으로 나타나는 증상이다. 그렇지만 다른 질환을 동시에 앓는 상태라면 이러한 증상들을 알아채지 못할 수 있다. 예컨대, 글루텐 불내증에 시달리면서 설사에 시달리는 사람이 갑상선기능저하증일 것이라고는 의사들도 거의 예상하지 못한다.

하시모토 갑상선염이라 부르는 자가면역질환은 여러 가지 갑상선 질환을 유발한다. 면역 체계가 갑상선을 공격하는 것이 하시모토 갑상선염이다. 하시모토 갑상선염은 갑상선을 목표로 삼는 두 가지 주요 항체인 항갑상선과산화효소항체와 갑상선글로불린항체를 탐지하는 혈액검사법을 통해 진단한다. 따라서 이 항체가 발견되면 하시모토 갑상선염에 걸린 것이다.

갑상선기능저하증은 글루텐 불내증 환자들에게 흔히 발견된다. 피로, 변비, 이례적인 체중 증가에 시달리는 사람들은 항상 갑상선을 검사해보아야 한다. 갑상선기능저하증은 바로 치료할 수 있다. 그렇지만 갑상선 기능을 판단할 때 고려해야 할 몇 가지 요소가 있다.

갑상선 자극 호르몬

내과의사 대부분은 갑상선 자극 호르몬(TSH) 수치를 측정해 갑상선 기능을 가늠한다. 갑상선 자극 호르몬은 뇌하수체에서 생산되며 갑상선 호르몬을 생산하도록 갑상선을 자극한다. TSH 수치는 낮은 갑상선 호르몬을 보충하고자 자동적으로 증가한다. 이에 비정상적으로 TSH 수치가 높을 경우 갑상선기능저하증의 표지가 될 수 있다.

안타깝게도 내과의사 대부분이 정상적인 TSH 수치를 판단하는 기준치로 지나치게 폭넓은 낡은 기준을 쓰고 있다. 미국임상내분비학회가 수립한 정상적인 TSH 수치는 0.3~2.5 사이다. 그렇지만 대부분의 내과의사와 검진기관은 0.3~5.0 사이의 기준을 쓰고 있다. 이에 TSH 수치가 3.5까지 늘어나면 갑상선기능저하증에 해당하지만, 의사의 입에서는 갑상선 수치가 정상이라는 말이 나올 수도 있다는 것이다.

갑상선기능저하증 치료

갑상선기능저하증을 치료하는 가장 흔한 방법은 레보치록신이라고 부르는 T_4 갑상선 호르몬을 복용하는 것이다. 이 호르몬제는 씬지로이드(Synthroid)나 레복실(Levoxyl)이라는 상품명으로 판매된다. 약을 복용하면 인체는 T_4를 리오치로닌이라 알려진 활성 갑상선 호르몬인 T_3로 변환한다.

사이토멜(Cytomel)이라는 상표로 팔리는 T_3 호르몬은 그 자체로 환자들이 T_4에 잘 반응하지 못하는 것처럼 보이거나 T_4를 T_3로 변환시키지 못하는 경우에 처방된다. 레보치록신은 인체가 합성하는 T_4 호르몬과 동일하기 때문에 보통 매우 효과적이다.

아머 사이로이드(Armour Thyroid)는 갑상선기능저하증을 다스리기 위해 처방하는 또 다른 약제이며, 돼지의 갑상선을 빻아 만든다. 이것에는 T_4, T_3, 기타 갑상선 구성 성분이 들어있다. 하지만 음식, 특히 돼지고기에 면역반응을 보이는 갑상선기능저하증 환자들에게는 별로 권할 만한 방법이 아니다. 특히 자가면역성 갑상선기능저하증 환자들은 이 호르몬제가 동물 단백질을 함유하기 때문에 약제에 대한 면역반응을 일으킬 염려가 있다.

레베카와 토니

레베카와 토니는 글루텐 불내증 자조모임의 회원이다. 두 사람은 앓고 있는 병이 같지만, 시달리는 증상은 확연히 다르다. 레베카의 초기 증상이 피로, 설사, 체중 감소, 허약체질인 반면, 토니의 증상은 피로, 변비, 체중 증가였다.

레베카와 토니는 식단에서 글루텐을 어떻게 없애는지 배워가면서 마음이 몹시 편안해졌다. 그렇지만 두 사람 모두 사라지지 않는 몇 가지 후유증을 치료해야 했다. 레베카는 모임에서 이렇게 말했다. "난 글루텐을 끊으면 몸이 좋아질 줄 알았어요. 그렇지만 아직도 너무 피곤해요."

토니 역시 무글루텐 식사를 시작했지만 증상이 사라지지 않았다. 토니는 말했다.

"나아지긴 했어요. 그렇지만 다른 회원들에 비해서는 효과가 너무 미미해요. 체중이 줄어들 것 같지가 않아요."

레베카는 새로운 식단을 짜도 예상과는 달리 피로가 개선되지 않았다. 그래서 빈혈 검사를 받았다. 레베카는 글루텐 불내증이 유발한 흡수 불량 때문에 비타민 B_{12} 결핍성 빈혈에 시달리고 있었다. 지금 레베카는 비타민 B_{12} 주사를 맞고 고급 보충제를 복용하고 있다. 레베카는 만족스러울 정도로 상태가 좋아졌다.

토니는 갑상선 검사 결과 갑상선기능저하증으로 진단받았다. 의사는 레보치록신을 처방했고 토니의 건강은 극적으로 호전되었다. 토니는 정상 체중을 회복했고 친구들과 하키를 다시 할 수 있게 되었다.

요약

밀 알레르기와 글루텐 불내증을 앓고 빈혈 증상이나 갑상선기능저하증이 있다면 빈혈 검사나 갑상선 검사를 받아보아야 한다. 이러한 검사는 간단한 혈액검사로 할 수 있다. 만약 셀리악 병을 앓는다면, DEXA 장비를 통해 골밀도를 검사해야 한다. 음식 알레르기나 음식 과민증이 있건 없건, 건강식을 먹고 고급 멀티비타민 캡슐을 섭취하면 훨씬 나아질 것이다. 이 두 가지 주제는 다음 장에서 다룰 것이다. 이렇게 하면 대부분의 영양소 결핍과 글루텐 불내증 관련 질환들에 대한 해답을 얻을 수 있을 것이다.

1 쏘른(Thorne) 사의 페라소브(Ferrasorb)나 NFF포뮬러(NFFformula) 사의 리퀴드 아이언(Liquid Iron) 제품을 복용해보기 바란다. www.IBSTreatmentCenter.com에서 구입할 수 있다.
2 www.IBSTreatmentCenter.com에서 구입할 수 있다.
3 비타민 D 제제 또한 www.IBSTreatmentCenter.com에서 구입 가능하다.
4 아래 목록은 뼈 손실을 막는 용도로 미국에서 출시된 가장 대중적인 약제이다.
   * 포사맥스Fosamax(알렌드로네이트alendronate)—이 약제는 뼈 손실을 막아주고 골절이 발생할 확률을 50%까지 낮춘다. 공복에 복용해야 하며, 몇 가지 부작용이 있을 수 있는데 경우에 따라 부작용은 매우 심각할 수도 있다. 이 경우 의사와 상담해야 한다.
   * 악토넬Actonel(리세드로네이트risedronate)—이 약제는 골밀도를 회복시키는 효과가 포사맥스와 유사하다. 또한 여러 가지 부작용을 일으킬 수 있다.
   * 에비스타Evista(랄록시펜raloxifene)—선택적 에스트로겐 수용체 조절제(SERM)로, 골절이 발생할 위험을 40%에서 50% 가까이 감소시킨다. 그렇지만 동시에 심부정맥 혈전증의 위험을 증가시키는데 이것은 생명을 위태롭게 만들 수 있는 질환이다. 부작용은 속쓰림과 위의 통증이다.

11장

치유에 적합한 건강식과 건강보조제

> 누구나 세상을 바꾸려고만 하면서
> 자신을 바꾸려고는 하지 않는다.
> ―톨스토이

식상하게 들릴 수도 있겠지만, 건강식은 건강을 유지하는 데 꼭 필요하다. 그렇다면 무엇이 참된 건강식일까? 많은 사람들이 어떤 음식이 건강식인지 잘 알고 있다고 넘겨짚지만, 직접 이야기를 들어보면 저마다 다른 기준으로 건강식을 구분한다. 예컨대 이 책을 읽지 않은 사람들은 대부분 건강식에 밀을 집어넣을 것이다. 하지만 글루텐 불내증을 공부하게 되면 건강식을 정의하기가 생각보다 복잡하다는 것을 알 수 있다. 이 장에서는 건강식을 구성하는 핵심 요소를 논의해본다.

건강식을 구성하는 핵심 요소

글루텐 불내증에 시달리는 사람들을 포함해 거의 모든 사람에게 적용될 수 있는 식단에 관한 기초 가이드라인이 있다. 내용은 매우 간단한데, 바로 채소와 양질의 단백질, 양질의 지방을 섭취하는 것이다. 채소에는 비타민과 미네랄이 풍부하고 건강 유지에 필수적인 다른 성분도 많다. 인간의 식사에 채소가 얼마나 중요한지는 수백만 년 전으로까지 거슬러 올라가며, 채소의 중요성은 아무리 강조해도 지나치지 않다. 하루에 두 끼 이상 각종 색깔과 형태의 채소를 규칙적으로 섭취해야 한다.

아는 채소가 브로콜리와 당근밖에 없다면, 눈을 돌려 채소 가게의 모든 코너를 샅샅이 둘러보자. 여기서 채소와 과일을 같이 언급하지 않은 것에 유의해야 한다. 거의 항상 '과일과 채소'라는 말로 이 두 가지를 같이 취급하는 경우가 많다. 물론 과일도 비타민과 미네랄, 기타 건강에 좋은 성분을 많이 함유하고 있지만 채소와 같은 선상에서 비교할 수는 없다. 과일은 본질상 자연이 제공한 후식이다. 과일을 즐기는 것은 좋지만 적당히 먹어야 한다. 그리고 말린 과일 역시 말리지 않은 과일과는 다르다. 말린 과일은 당 함유량이 높고, 설탕이 첨가된 경우도 많다.

단백질과 지방 역시 건강 유지에 필수적이다. 특히 손상된 조직을 치유하려면 단백질과 지방이 필요하다. 몸의 모든 세포는 지방성

세포막으로 구성되어 있어 지방을 필요로 한다. 또한 세포가 조직을 생성하거나 영양을 공급하려면 단백질이 필요하다.

우리 식문화에서는 대개 단백질과 지방을 충분히 섭취하지만 우리가 섭취하는 단백질이나 지방의 종류가 항상 완벽한 것은 아니다. 특히 지방의 경우 그렇다. 생선에 들어있는 단백질과 지방은 질이 우수하다. 생선은 단백질과 오메가3 지방이 풍부한데, 생선 지방은 염증을 완화시키는 작용을 한다. 견과류와 호두 버터에도 양질의 단백질과 지방이 들어있다. 물론 콩류 역시 단백질 함량이 상당하다. 쇠고기, 닭고기, 돼지고기, 달걀은 단백질 함량이 높지만 권장할 만한 지방을 함유하고 있지는 않다. 이러한 음식에 알레르기나 과민증을 보일 수 있다는 점을 유념해야 한다. 이 내용은 다음 장에서 다룰 것이다.

곡물을 아직 언급하지 않았는데, 건강식을 설명할 때 곡물의 역할을 강조해서는 곤란하다. 현미나 통밀처럼 도정 과정을 거치지 않은 곡식 역시 과대 포장되어 있다. 많은 사람들이 칼로리만 많고 영양가치는 거의 없는 정제 탄수화물을 너무 많이 먹기 때문에 통곡물이 상대적으로 부각된 것이다.

물론 여러 번 도정된 곡물보다는 현미와 같은 통곡물을 먹는 게 좋겠지만, 최근 탄수화물 결핍에 시달리는 사람을 찾아보기는 힘들 것이다. 글루텐을 피하는 사람들 역시 탄수화물 결핍에 시달리지는 않는다. 글루텐 불내증을 겪는 사람들도 감자, 쌀, 옥수수, 다수의 무글루텐 제과류 등 탄수화물과 곡물을 섭취할 수 있는 많은 방법이 있다.

유제품은 어떨까? 책 한 권으로도 다 설명하기 어려운 주제이지만, 간단히 말하면 유제품은 건강에 좋지 않다.

이것은 글루텐을 섭취하면 아픈 사람들이 있다는 말보다도 믿기 어려운 이야기다. 그렇지만 기초적인 원리는 유사하다. 유제품이 뼈를 강하게 만든다는 주장은 낙농업계의 광고 전략에 지나지 않는다. 지구상의 어떤 동물도 다 자란 다음에 우유를 먹지는 않는다. 게다가 다른 동물의 젖을 먹을 리도 만무하다.

유제품이 뼈를 강하게 만든다거나 건강에 좋다는 것을 증명하는 과학적 증거는 어디에도 없다. 실제로 나타나는 증거는 그 반대다. 그렇지만 이 정보를 받아들이고 실천에 옮기는 사람들이 적다는 것은 정말 이해할 수 없는 일이다.

수십 년간 지속된 주도면밀한 마케팅 전략을 거스른다는 것은 의료인들에게도 매우 어려운 일일 것이다. 그렇지만 생각해보기 바란다. 어미 소는 우유를 먹지 않는데도 어떻게 뼈가 그렇게 크고 단단한 걸까?

이처럼 건강식이란 매우 간단 명료한 주제다. 그렇지만 건강식을 논의하면서 다음과 같은 핵심을 빠뜨릴 수 없다. 건강식을 설명하는 것은 간단하지만 사람들의 입맛이 어떠하고, 어떤 음식을 선호하고, 어떤 음식에 탐닉하느냐는 복잡한 문제라는 점이다. 가공식품 역시 마찬가지인데, 사람들은 다양한 가공식품의 희생양이 되며 약점을 쉽게 이용당한다. 이는 완전히 별개의 문제이지만, 그래도 이 장에서 다루는 정보가 독자들에게 도움이 되기를 바란다. 간단한 문제를 굳이 복잡하게 확대시킬 필요는 없다.

엘리스 가족

자넷은 열 살배기 딸 아멜리아가 글루텐 불내증으로 진단받고 나서 한시도 마음을 놓을 수 없었다. 아멜리아의 의사는 아멜리아의 식단에서 글루텐이 들어간 모든 음식을 없애는 것이 유일한 치료법이라고 말했다. 그렇다면 자넷은 어떻게 딸에게 글루텐 없는 건강식을 마련했을까?

대학에서 식품영양학을 전공한 자넷은 딸이 고형식(이유식)을 먹기 시작한 때부터 식품 구성탑(33페이지 참조)이 건강식에 좋은 지침이라는 믿음을 버리지 않았다. 자넷은 딸과 함께 먹거리에 특별히 주의를 기울였고, 식품 구성탑의 각 층을 따라 매일 권장량만큼 필요한 음식을 확실히 섭취했다. 자넷은 통곡물이 건강식에 필수라는 믿음을 버리지 않았다.

자넷이 글루텐 불내증과 구할 수 있는 대체식품에 대해 더 많이 알아갈수록, 아멜리아가 밀이나 기타 글루텐 함유 식품을 먹지 않고도 성장기 어린이에게 필요한 영양소를 빠짐없이 섭취할 수 있다는 것을 알게 되었다.

자넷은 흔히 구입했던 제품에 들어있는 숨은 성분에 대해서도 더 잘 알게 되었다. 아멜리아에게 맞춰 식자재를 구입하고 요리한 다음부터 자넷의 가족은 채소를 더 많이 먹게 되고 가공식품은 덜 먹게 되었다. 아멜리아를 제외한 다른 식구들은 아직 밀로 만든 제품을 가끔 먹고 있지만, 밀 못지않게 즐겨 먹을 수 있는 여러 가지 곡식들을 찾아냈다. 엘리스 가족은 지금 예전에 비해 다양한 건강식을 즐기고 있다.

아멜리아가 글루텐 불내증으로 진단받고 나서 몇 달이 지나, 아멜리아는 학교에서 수업시간에 영양학을 공부했다. 선생님이 식품 구성탑을 보여주며 곡물, 특히 통밀을 충분히 먹어야 한다고 가르치자 아멜리아는 손을 들고 말했다.

"전 밀을 못 먹어요. 밀을 먹으면 아파요."

아멜리아가 앓고 있는 병을 설명하자, 선생님은 아멜리아에게 자신의 경험을 과학수업 과제로 제출해보라고 권했다.

그래서 아멜리아는 많은 사람들에게 밀이 건강식의 일부라고 생각되지만, 모든 사람들의 몸에 좋은 것은 아니라는 사실을 설명하는 포스터를 만들었다.

아멜리아는 자신의 식단이 영양가치가 풍부하고 균형이 잡혀있다는 사실을 보여주려고 식사일기를 작성했다. 선생님 역시 식품 첨가제가 개인의 식사와 건강에 어떤 영향을 미치는지 자료를 준비해 설명했다.

엘리스 가족과 아멜리아의 교실은 글루텐 함유 곡물을 먹지 않고도 영양가치가 높고 건강에 유익하면서 균형 잡힌 식사를 할 수 있다는 사실에 눈뜨게 되었다.

건강 보조제

고농도 멀티비타민

건강식을 대체할 수 있는 것은 없다. 매일 건강 보조제를 한 움큼씩 먹는다고 해도 마찬가지다. 오랫동안 주요 비타민과 미네랄이 결핍된 상태에서 이를 회복하기란 쉬운 일이 아니다. 매일 고급, 고농도, 저자극성 멀티비타민을 최소량 이상 섭취해야 한다. 상점에서 쉽게 찾아볼 수 있는 원어데이(One-a-day)[1]는 농도와 품질 면에서 미흡하다. 물론 이 제품이 편리한 것은 사실이지만, 필요한 영양소를 보충해주기는 어렵다. 좀 더 편하게 건강을 챙기려는 사람들을 위해 출시된 상품이지만, 이러한 편법은 어디에서도 안 통한다.

비타민이나 미네랄 제품이 고농도인지 고급제품인지 구분할 수 있는 안목을 키워주고자, 비타민, 미네랄 합성과 관련된 몇 가지 핵심적인 주제를 다루고자 한다. 이는 매우 복잡한 문제이지만, 제품을 구입할 때 어느 정도 도움이 될 것이다.

농도

캡슐 하나에 충분한 양의 비타민과 미네랄을 채워 넣기란 불가능하다. 그래서 고농도 멀티비타민과 미네랄 제제는 하루 복용량이 캡슐 한두 개가 아니라 몇 개씩이다. 한 통에 하루 권장 복용량을 전부 집어넣거나, 하루 6알에서 8알 정도를 먹도록 권장하고 있다.

하루 권장량을 훨씬 넘는 양을 복용한다고 해서 겁낼 것은 없다.

권장량은 큰 의미가 없기 마련이다. 소송이 흔한 사회에서 제조사가 위험하리만치 비타민과 미네랄의 농도를 높이기는 어려울 것이다. 음식 알레르기나 음식 과민증에서 비롯된 영양실조에 시달려 왔다면, 고농도 멀티비타민과 미네랄 제제를 더 많이 복용해야 한다는 사실을 유념하라.

그러나 비타민 A와 철분은 과도하게 복용하면 좋지 않다. 아기를 가졌거나 임신을 준비하고 있다면, 하루에 비타민 A를 10,000IU 이상 섭취하면 안 된다. 10장에서 언급한 것처럼, 철 결핍증에 시달리는 사람만 철분을 섭취해야 한다. 왜냐하면 짧은 시간에 철분을 과잉 섭취하기는 어렵지만, 몇 달이나 몇 년에 걸쳐 일단 철분이 과잉 상태가 되면 심각한 건강 문제를 일으킬 수 있기 때문이다.

품질

캡슐이 몇 개 들어있는지만으로 멀티비타민이 고급 제품인지 아닌지를 알기는 어렵다. 제품에 어떤 성분이 들어가느냐는 물론 매우 중요하다. 저자극성이어야 하고, 양질의 비타민과 미네랄 말고도 일부 기타 성분을 함유해야 한다.

첫째, 고급 제품은 밀, 글루텐, 옥수수, 콩, 설탕, 유제품, 유당과 같은 알레르기를 유발하는 항원이 없다. 식품 착색제, 식용 색소, 인공 첨가물, 방부제와 같이 비타민 제조에 꼭 필요하지 않은 성분 역시 일체 없어야 한다. 그리고 충전제 역시 최소량이어야 한다. 충전제를 쓰면 제조 공정을 앞당기고 제품을 저렴하게 만들 수 있지만 비타민과 미네랄이 충전제 때문에 그만큼 적게 들어갈 수밖에 없다.

많은 이들은 비타민과 미네랄이 여러 가지 형질로 존재할 수 있고, 일정 형질이 다른 형질보다 더 효과적이라는 사실을 알지 못한다. 저급 제품에는 보통 싸구려로 별로 권하기 어려운 형질을 사용한다. 여기에서는 세 가지 실례—칼슘, 마그네슘, 비타민 E를 설명하는데, 이를 통해 제품의 전체적인 수준을 판단하는 안목을 키울 수 있을 것이다.

가장 흔하면서 값싼 칼슘은 탄산칼슘이다. 안타깝게도, 탄산칼슘은 흡수가 가장 어려운 칼슘 형질에 속한다. 탄산칼슘을 함유한 일부 보충제에 탄산칼슘만 들어있는 것은 아니지만, 제조사들은 각 형질이 어느 정도 비율로 들어가 있는지 밝히기를 꺼릴 것이다. 거의 대부분이 탄산칼슘이라고 생각하는 것이 차라리 안전하다. 탄산칼슘 대신 구연산칼슘을 함유한 제품을 찾는 것이 바람직한데, 구연산칼슘이 탄산칼슘에 비해 소화관에서 훨씬 잘 흡수되기 때문이다.

칼슘처럼 마그네슘 역시 여러 가지 형질로 존재한다. 제품 대부분에는 산화마그네슘이 들어있는데 이것 역시 흡수율이 매우 낮다. 그 대신 구연산 마그네슘을 찾아야 한다. 구연산 마그네슘은 다른 형질의 마그네슘보다 훨씬 흡수가 잘 된다.

비타민 E 역시 서로 다른 화학적 형질로 존재하는 좋은 실례다. 알파 토코페롤로 알려진 비타민 E의 라벨을 보면 dl alpha tocopherol(디엘 알파 토코페롤) 또는 d alpha tocopherol(디 알파 토코페롤)로 기재되어 있는 것을 알 수 있다. 우리 몸은 이 두 가지 비타민 E 가운데 후자만을 활용하고 전자는 잘 활용하지 않는다. 두 성분의 명칭이 비슷해 잘 구분하기 힘들지만, 이 차이로 말미암아 몸이 얼마나 비타민 E를 잘 흡수하는지가 상당히 달라진다. 제품을 선택하려면 d alpha tocopherol을 찾아야 하는데, 인체는 이 형질의 비타민 E를 활용할 수 있기 때문이다. 제조사가 더 나은 비타민 E 형질을 쓰려고 애써 노력하는지는 이 한 글자 차이로 알 수 있다.

이 세 가지 실례는 모든 제품에 양질의 비타민과 미네랄을 세심히 넣어 제조하는지 알 수 있는 중요한 척도다. 이를 통해 특정 제품에 비타민과 미네랄이 몸에 가장 좋은 형질로 들어있는지 판단할 수 있을 것이다.

멀티비타민과 미네랄 제제를 고를 때, 아래 사항들에 유념하라.

* 개별 제제보다는 복합 제제일 것
* 알레르기 항원이 없을 것
* 충전제가 없을 것(제품의 99% 이상이 비타민과 미네랄이어야 함)
* 칼슘, 마그네슘, 비타민 E가 구연산 칼슘, 구연산 마그네슘, 비타민 E(d alpha tocopherol)처럼 양질의 형질일 것

L-글루타민과 생선 기름

시장에 출시된 많은 제품들이 너도나도 몸에 좋고 치료 효과가 탁월하다고 광고하지만, 소화관 치료에 걸리는 기간을 단축시키는

탁월한 보충제로는 두 가지를 꼽을 수 있다. 바로 L-글루타민과 생선 기름인데, 이 두 성분의 효용은 연구사례가 뒷받침하고 있다.

L-글루타민

L-글루타민은 아미노산이다. 아미노산은 단백질을 쌓는 벽돌에 비견될 수 있다. 소장 세포는 주로 L-글루타민에서 에너지를 얻거나, L-글루타민을 영양분으로 사용한다. 소화관 세포에 초과량의 L-글루타민을 공급하면 글루텐을 끊고 나서 처음 몇 주나 몇 달간 소화관을 치유하는 속도에 큰 차이를 보인다.

L-글루타민은 고단백 음식에서 섭취할 수 있다. 그렇지만 그 효과를 극대화시키려면 보충제를 섭취해야 한다. L-글루타민은 캡슐이나 파우더 형태로 출시된다. 보통 성인은 L-글루타민을 1그램씩 하루에 3회 섭취하면 좋다.

생선 기름(어유)

생선 기름은 오메가3 지방의 훌륭한 공급원이며, 소화관을 치료하고 염증을 가라앉히는 데 탁월한 효과가 있다. 생선 기름은 함유 지방에 따라 여러 가지 종류가 있지만, 보통 특별한 생선 기름 제품을 따로 찾을 필요까지는 없다. 대구간 기름을 비롯해 무엇이건 상관없다.

생선 기름은 액상형과 부드러운 젤로 판매된다. 신선하고 오염되지 않은 제품을 어떻게 구입하느냐, 변화를 느낄 수 있을 정도로 충분한 양을 섭취하느냐가 핵심이다. 제품의 포장 용기에 있는 라벨에 납, 수은, PCB, 다이옥신, 퓨란, 기타 중금속이나 다환방향족탄화수소(PAH; polyaromatichydrocarbon)가 들어있지 않다는 사실을 실험을 통해 확인했다는 말이 나와 있어야 한다.

평균 성인은 하루에 생선 기름 6,000mg을 섭취해야 한다. 이는 하루에 생선 기름 한 티스푼을 먹는 양과 같다. 젤 캡슐 6개에서 8개 정도가 이 양에 해당하기 때문에 액체 형태로 섭취하는 것이 나을 수 있다. 생선 기름을 아마씨유와 혼동해서는 안 된다. 생선 기름과 아마씨유 모두 일정 부분 유사한 효능을 보이며 오메가3 지방산을 함유하지만, 아마씨유를 최종 단계로 흡수되는 유용한 성분으로 변환시키려면 몸에서 몇 가지 추가 과정을 거쳐야 한다. 모든 사람의 몸에서 이러한 과정이 원활하게 일어나지는 않는다. 따라서 생선 기름이 아마씨유보다 대체로 낫다고 볼 수 있다.

요약

미국인들은 건강식을 하려면 하루에 밀로 만든 식품을 몇 번씩 식탁에 올려야 한다고 생각해왔다. 그렇지만 밀과 글루텐이 결코 건강에 이롭지 못한 사람이 많다는 사실을 앞서 검토했다. 글루텐을 먹지 않으면서도 충분히 건강식을 할 수 있다. 건강에 좋지 않은 먹거리의 유혹을 뿌리치기 힘든 것이 사실이지만, 건강에 좋은 먹거리가 줄 수 있는 이득은 그 노력을 보상하고도 남는다. 채소와 양질의 단백질, 양질의 지방을 풍부하게 섭취하라. 1장의 주제를 더 연구하려면 마이클 폴란(Michael Pollan)이 쓴 ≪마이클 폴란의 행복한 밥상In Defense of Food≫을 꼭 읽어보기를 권한다.

10장에서 다룬 바처럼, 글루텐 불내증은 영양결핍과 관련이 있다. 영양결핍이 해소되지 않으면 건강에 심각한 결과가 생길 수 있다. 양질의 보충제, 특히 고농도 멀티비타민을 소량만 섭취해도 이러한 영양결핍을 대부분 완화시킬 수 있다. L-글루타민과 생선 기름을 섭취하면 매우 유익하다. 이러한 성분을 섭취하기 위한 제품을 찾기 어렵거나 검증된 질 좋은 제품을 구입하는 데 들이는 시간을 절약하고 싶다면, 전문 판매처를 활용하면 좋다.[2]

---

[1] 바이엘 사에서 출시된 하루에 한 알 복용하는 멀티비타민 상품 브랜드명-역자주
[2] www.IBSTreatmentCenter.com을 방문해서 고농도 비타민, 미네랄, 글루타민과 생선 기름 제제를 검색해보자. 이 웹사이트에 올라와 있는 모든 제품은 글루텐 불내증 환자들이 오랜 기간 성공적으로 사용해 온 제품이다.

12장

밀을 피해도 몸이 낫지 않는다면

> 교육이란 몰랐다는 사실 자체를 몰랐다는 것을 배우는 과정이다.
> ―다니엘 부스틴, 미국의 교육자

　셀리악 병이나 글루텐 불내증을 겪는 사람 중 일부는 기대와는 달리 무글루텐 식사를 해도 건강이 호전되지 않는다. 이 사람들은 몇 주나 몇 달 정도 증상이 호전되다 말거나 조금밖에 회복되지 않는다. 이러한 경우 "글루텐에 오염된 뭔가를 먹고 있는 게 분명해"라고 생각하기 마련이다.
　우리는 자신도 모르는 사이에 글루텐을 섭취할 수 있다. 그래서 9장에서 언급한 것처럼 글루텐을 다른 경로로 섭취하고 있는 것이 아닌지 수시로 점검할 필요가 있다. 무글루텐 식사법을 체득하는 일은 쉬운 과정이 아니어서 처음 몇 달간은 우연히라도 글루텐을 섭취하기 마련이다. 이는 글루텐을 피하는 데 경험이 풍부한 사람에게조차 항상 일어날 수 있는 일이다.

우연히 글루텐을 섭취하게 되는 기회는 여기저기 도사리고 있다. 따라서 건강이 예상대로 좋아지지 않는다면 자신도 모르는 사이에 글루텐이 몸에 들어왔을 것이라 생각하기 쉽다. 그렇지만 어떤 경로로 글루텐을 조금 섭취했다 할지라도, 그것이 현재 나타나는 건강 문제의 주된 원인은 아닐 수도 있기에 다른 원인을 꼭 조사해보아야 한다.

무글루텐 식사를 개시해도 별 효과가 없다면, 의사가 불응성 만성 흡수 불량증(refractory sprue)이라고 말해줄 가능성이 크다. 이것은 무글루텐 식사를 해도 건강이 좋아지지 않거나 처음에는 좋아지지만 시간이 지날수록 다시 악화되는 셀리악 병 환자들이 종종 받는 진단이다. 그렇지만 문제가 무엇인지, 해결방법이 무엇인지 아는 데 별 도움이 되지 않기 때문에 이러한 진단을 받아도 별 쓸모가 없다. 불응성 만성 흡수 불량증 진단을 받았다면, 글루텐을 우연히라도 섭취하지 않도록 주의한 다음, 여기에서 설명하는 나머지 내용을 읽어보기 바란다.

무글루텐 식사를 해도 나아지는 것을 느끼지 못하고 셀리악 병과 기타 글루텐 불내증을 검사하는 검사법이 완벽하지 않을 수 있다는 사실을 알았다면, 글루텐 불내증이 아닐 수 있다는 의심이 들 것이다. 그렇지만 믿을 만한 검사법으로 진단했다면 오진일 가능성은 낮다. 셀리악 병이나 글루텐 불내증이 아닌 것으로 오진받는 경우는 종종 일어나도, 셀리악 병이나 글루텐 불내증인 것으로 오진받는 경우는 찾아보기 어렵다.

치료효과가 없고 몸이 낫는 것 같지 않다면, 우연히 글루텐을 섭취했다거나 오진받은 것 이외의 다른 원인이 있을 수 있다. 다른 음식에 대한 과민증이나 알레르기, 소화관 내의 미생물생태계 불균형, 비타민 결핍, 미네랄 결핍, 영양결핍, 갑상선 문제 등 다양한 원인일 수 있다. 이러한 문제는 건강을 회복하는 데 장애로 작용한다.

영양결핍과 갑상선 문제는 10장에서 논의했다. 이 장에서는 나이, 기타 음식 알레르기와 음식 과민증을 다룰 것이며, 소화관 내의 미생물 군집에 관한 내용 역시 다룰 것이다.

연령

나이가 들면 소장 융모 위축을 치유하는 능력이 급격하게 감퇴된다. 항상 그런 것은 아니지만, 연구사례나 임상경험에 따르면 환자의 나이가 많을수록 증상이 호전되는 속도는 더디기 마련이다. 그렇다고 특정 나이에 달한 이상 글루텐을 피해도 효과가 없다는 뜻은 아니며, 눈에 띄게 나아지려면 시간이 더 걸릴 수 있다는 뜻이다.

유당 불내증―보이는 게 전부가 아니다

유당 불내증은 미국에서 가장 흔한 음식 과민증이다. 성인 중 약 30%가 유당 불내증에 시달린다. 글루텐 불내증을 앓는 사람들이 유당 불내증 역시 앓는 사례가 많다. 두 가지 모두 불내증이라는 용어로 표현하지만, 이 두 질환은 전혀 다르다.

유당(乳糖, lactose)은 우유를 비롯해 여러 가지 유제품에 들어있는 설탕을 말한다. 유당 불내증에 시달리는 사람의 몸에는 락타아제가 없거나 매우 적기 마련이다. 락타아제는 유당을 분해하는 효소다. 유당이 분해되지 못하면 대장으로 곧바로 내려가 가스, 설사, 기타 소화 관련 문제를 유발한다. 유당 불내증은 몸의 다른 부위에는 전혀 문제를 일으키지 않는다. 유당을 피하고 락타이드(Lactaid)와 같은 소화 효소를 섭취하면 증상을 완화시킬 수 있다. 유당 불내증에 시달리는 사람도 유당을 제거한 우유는 마실 수 있다.

유당 불내증과 글루텐 불내증의 차이는 글루텐 불내증이 면역 체계와 관련되어 있다는 점이다. 현재 알려진 모든 유형의 글루텐 불내증의 경우 면역 체계가 글루텐을 공격한다. 이는 알레르기의 정의에 들어맞는다. 따라서 글루텐 불내증은 글루텐 알레르기라고 부르는 편이 더 정확하다. 그렇지만 글루텐 불내증이라는 용어가 일반적으로 사용되는 표현이기 때문에 이 책에서는 글루텐 불내증이라는 용어를 따른다.

유당 불내증과 글루텐 불내증의 관계

글루텐 불내증에 시달리는 사람들은 유제품과 잘 맞지 않는 경우가 흔하다. 어떤 경우에는 글루텐 불내증이 유당 불내증을 유발하기도 한다. 유당 분해 효소는 소장벽 세포에서 생산된다. 셀리악 병은 소장벽을 손상시키기 때문에 셀리악 병 환자는 유당분해효소가 결핍되어 유당을 소화시키지 못할 수 있다. 식단에서 글루텐을 없애고 소장벽에 생긴 손상이 회복되면 몸이 효소를 다시 생산하기 시작한다. 그 결과 어떠한 소화 관련 장애에도 시달리지 않고 유당을 함유한 우유나 다른 유제품을 섭취할 수 있다.

글루텐 불내증 환자 가운데 유제품을 먹으면 탈이 나는 사람들은 흔히 유당 불내증에 시달리는 것이라고 잘못 알고 있다. 이러한 사람들이 글루텐을 끊고 나서 회복된다면, 유제품을 다시 섭취할 수 있게 된다. 만일 유당 불내증이 아니라면, 더 큰 문제를 겪는 경우가 많다.

유당 불내증에 관한 오해

안타깝게도 유제품을 섭취하면 탈이 나는 사람 대다수가 유제품 자체에 면역반응을 일으킨다. 단지 소화효소가 부족해서 탈이 나는 것이 아니다. 즉, 유당 불내증이 아닌 유제품 알레르기인 것이다.

유제품 알레르기가 있는 사람은 면역 체계가 유제품을 공격한다. 이때 나타나는 증상과 건강상의 문제는 글루텐 불내증이 일으키는 것과 상당 부분 유사하다. 이런 사람들은 유당을 제거한 제품을 먹건, 락타이드 효소 약제를 복용하건 유제품을 섭취하면 계속 탈이 날 수밖에 없다. 왜냐하면 유제품에 대한 면역반응이 유당 불내증에 비해 훨씬 광범위하기 때문이다. 안타깝게도 유제품 알레르기는 완치되거나 사라지는 질환이 아니다. 이것은 글루텐 불내증과는 별개의 질환이며, 글루텐 불내증이 유발하는 질환도 아니다. 드러나는 모든 지표를 종합해보면 유제품 알레르기는 글루텐 불내증과 마찬가지로 유전적인 반응이라는 사실을 알 수 있다. 따라서 유제품 알레르기를 이겨내는 것은 불가능하며, 유제품 알레르기 환자가 유제품을 먹을 방법은 어디에도 없다.

유제품을 먹을 때 유당 불내증 때문에 탈이 난다고 생각하는 것은 셀리악 병이나 글루텐 불내증 환자가 가장 쉽게 범하는 실수에 속한다. 물론 단순한 유당 불내증일 수도 있지만, 그렇지 않은 경우도 많다. 이러한 경우 자신도 모르게 스스로를 계속 아픈 상태로 끌고 가게 된다. 다행히도 다른 음식에 대한 알레르기 여부를 검사해 이 문제를 명확히 밝힐 수 있다.

다른 음식에 대한 알레르기와 과민증[1]

여러 가지 음식에 대한 반응을 검사하는 내과의사라면 셀리악 병을 비롯해 글루텐 불내증에 시달리는 사람들 다수가 한 가지 혹은 그 이상의 음식에 알레르기 또는 과민증을 겪는다는 사실을 알고 있을 것이다. 이것은 아주 중요한 문제다. 오랫동안 수많은 사람들이 의사의 도움 없이 이 문제의 답을 찾아야 했다. 이미 논의한 바처럼 의사들은 글루텐 불내증을 놓치는 경우가 많으며 의사들이 다른 음식에 대한 반응을 찾을 것이라 기대하기는 더 어렵다. 찾지 않는다면 당연히 발견하지도 못할 것이다.

  사람들이 서로 다른 음식에 반응하는 사례가 많다는 증거는 식품 산업에서 찾아볼 수 있다. 미국의 무글루텐 식품 제조사들은 유제품, 콩류, 달걀, 옥수수 등 여러 가지 음식 알레르기와 과민증을 일으키는 식자재를 신중하게 배제한다. 무글루텐 식품 산업은 수십억 달러 규모의 시장이다. 사람들은 틀림없이 이러한 제품을 구입한다. 위와 같은 식자재를 멀리할 때 건강이 훨씬 좋아지는 것을 알기 때문에 제품에 대한 수요가 존재하는 것이다.

  부록 C(글루텐 불내증과 관련된 질환)에 기재된 문제에 시달리고 있다면, 다른 음식에 대한 알레르기 여부를 검사해보아야 한다. 밀이나 글루텐을 피하고 나서 건강이 생각했던 것만큼 좋아지지 않거나, 조금은 좋아지는 것 같지만 완전히 회복되지 않는 경우에 특히 그렇다. 이러한 경우 다른 종류의 음식 알레르기가 있을 가능성이 크다. 이 장 후반부에서 더 자세히 설명하겠지만, 검사 절차는 글루텐 불내증과 본질적으로 크게 다르지 않다. 면역 체계가 음식을 공격한다면 해당 음식에 반응하는 항체를 생산하는 것이고 이러한 항체는 혈액검사를 통해 측정할 수 있다.

  어떤 음식도 문제의 원인이 될 수 있다. 미국에서 가장 흔한 음식 알레르기 15가지는 다음과 같다.

1. 유제품(버터, 치즈, 요구르트 포함)
2. 달걀
3. 바나나
4. 글루텐(밀, 스펠트, 보리, 호밀)
5. 사탕수수
6. 땅콩
7. 아몬드
8. 파인애플
9. 마늘
10. 염소젖
11. 콩
12. 빵 효모
13. 맥주 효모
14. 바닐라
15. 너트메그[2]

사실, 이들 가운데 유제품과 달걀은 미국에서 가장 흔한 알레르기 항원이고 글루텐보다 건강 문제를 유발할 가능성이 훨씬 크다. 그렇지만 아스파라거스, 아마(flax), 심지어 바닐라처럼 당연히 무해할 것 같은 음식에 반응을 보이는 사람도 있다. 사람들마다 체질이 다르기 때문에 한 가지 혹은 그 이상의 음식에 알레르기 반응을 보이거나 어느 음식에도 알레르기 반응을 보이지 않을 수 있다.

글루텐과 마찬가지로, 어떤 음식에건 알레르기가 있다면 그 음식을 철저히 피해야 한다. 어떤 음식은 글루텐만큼 피하기가 어려울 것이고 자기도 모르게 섭취하게 될 기회가 곳곳에 숨어있을 것이다. 예컨대, 유제품은 유청, 카제인, 버터의 형태로 다양한 음식에 들어 있다. 철저하게 식단을 점검해 몸을 공격하는 음식을 완전히 제거하지 못한다면 글루텐과 마찬가지로 건강이 전혀 개선되지 않을 것이다.

안타깝게도 이러한 검사를 할 자격을 갖춘 내과의사와 검진기관을 찾기는 어렵다. 일반적인 알레르기 전문가들은 보통 글루텐 불내증이나 셀리악 병만큼이나 만성적인 음식 알레르기 진단에도 익숙하지가 않다. 이 분야는 그저 그들이 관심을 두지 않는 분야일 뿐이다. 그들은 단지 과민성 반응과 천식에 초점을 맞추려 한다.

에릭

에릭은 은퇴하기 직전인 2년 전에 셀리악 병 진단을 받고 나서 아내 에밀리와 함께 몇 달에 걸쳐 글루텐이 숨겨져 있는 모든 경로를 찾아냈다. 글루텐을 피하면서 에릭의 상태는 좋아졌지만 시간이 지나면서 경과는 실망스러웠다. 여전히 에릭은 복부팽만, 가스, 잦은 설사와 같이 소화 기관과 관련된 증상에 시달렸다. 에릭은 에밀리에게 식사 조절에 이렇게 노력을 쏟았는데 왜 회복되지 않는 거냐고 투덜댔다. 회복은커녕, 에릭의 건강은 훨씬 나빠졌다.

에릭의 의사는 만족할 답변을 주지 못했다. 아마도 에릭이 다른 식품에 든 글루텐을 조금씩 섭취하는 것이 아닌지 의심했다. 하지만 에릭은 글루텐을 철저히 피했고 가공식품 역시 거의 먹지 않았으므로 도무지 글루텐의 출처를 알 수 없었다. 의사의 말이 별로 도움이 되지 않는다고 판단하고, 음식 과민증과 알레르기를 전공한 전문의에게 의견을 구했다. 에릭은 자신의 나이가 되면 소장 융모 손상이 회복되는 데 시간이 오래 걸릴 수 있다는 사실을 알게 되었다. 의사는 에릭에게 다른 음식에 대한 알레르기 검사를 받아볼 것을 권했다.

"기꺼이 받아보겠습니다. 그저 단순한 혈액검사일 뿐이니까요."
에릭은 검사 받기를 승낙했다. 에릭의 검사 결과는 여느 셀리악 병 환자와 마찬가지로 다른 음식에 알레르기 반응이 있는 것으로 드러났다. 에릭은 유제품, 달걀, 바나나에까지 알레르기가 있었다. 에릭과 에밀리는 식단을 변경해 문제되는 식품을 없앴다.

에릭이 반응을 보이는 식품을 일체 먹지 않자 건강이 비약적으로 개선되었다. 지금 에릭의 몸은 셀리악 증상이 나타나기 전보다도 훨씬 좋아졌다. 에릭은 오랫동안 시달려 왔던 문제 대부분이 음식 알레르기 때문이라는 사실을 알고 좀 더 일찍 검사를 받지 못한 걸 후회하고 있다.

음식 알레르기와 음식 과민증

이미 언급한 것처럼 음식 알레르기와 음식 과민증의 개념을 잘못 이해하거나 오용하는 경우가 많다. 의사를 비롯해 의료계에 종사하는 사람조차도 이 개념을 혼동하곤 한다. 두 개념이 혼용된다 하더라도, 음식 알레르기와 음식 과민증은 엄연히 다른 생리적 현상을 가리킨다.

알레르기가 있으면 몸의 면역 체계가 공격하지 말아야 할 것을 공격한다. 그렇지만 유당 불내증에서 알게 된 바처럼 불내증은 면역 체계와 무관하다. 음식에 대한 이 같은 두 가지 반응을 철저히 정의하는 것이 중요하다.

알레르기

알레르기란 면역 체계와 관련된 반응이다. 면역 체계는 매우 복잡해서 아직도 이해하기 어려운 분야라 말할 수 있다. 그렇지만 면역 체계가 외부 침입자에 대항하는 보초병처럼 작용하는 것은 부인할 수 없는 기초적 사실이다. 알레르기의 경우 항원이 침입하면 우리 몸은 항체를 무기삼아 싸운다. 생산된 항체는 몸에서 항원이 사라지도록 만드는 반응을 유발한다. 종종 우리 몸은 염증을 일으켜 이러한 작업을 수행하기도 한다.

정상적인 경우라면 음식이 면역반응을 유발해서는 안 된다. 그렇지만 안타깝게도 음식이 면역반응을 유발하는 경우가 너무나 많다. 이러한 경우 면역 체계가 음식을 목표로 삼아 항체를 생산하며, 생산된 항체는 체내에서 부유하게 된다. 바로 이것이 우리 몸 구석구석에서 여러 가지 증상이 나타나는 이유다.

이러한 항체는 결국 염증을 일으킨다. 이 염증은 통증과 조직 손상을 수반해 추가적인 증상을 유발할 수 있다. 이러한 면역반응이 일어나면 점액이 과도하게 분비될 수 있고, 셀리악 병의 경우 소화관벽을 손상시키는 자가면역반응이 생기기도 한다

왜 동일 물질에 대한 알레르기 반응이 여러 사람에게 그토록 다르게 나타날 수 있는지는 아직 밝혀진 바가 없다. 두드러기가 나거나 입술과 혀가 붓는 사람도 있고, 소화 관련 장애를 겪거나 편두통, 관절염을 앓는 사람도 있다. 개인별로 허약한 부위가 달라 증상이 처음 나타나는 곳이 다를 수도 있다. 어쨌건 여러 가지 건강 문제와 음식에 대한 면역반응 간의 연결고리를 증명하는 연구사례는 계속해서 발표되고 있다.

음식 과민증(불내증)

엄밀히 말해서 음식 과민증은 음식에 대한 비면역성 반응 또는 음식과 관련된 문제라고 말할 수 있다. 유당 불내증과 같이 유제품을 제대로 소화시킬 수 없는 소화 효소 결핍증이 가장 흔한 실례다.

어떤 사람들은 설탕 분자인 과당을 소화시키지 못한다. 이렇게 과당 불내증을 겪는 사람들은 과당을 잘 소화시키지 못하거나 거부 반응을 일으킨다. 과당은 과일을 비롯해 많은 음식에 들어있고 가공식품의 감미료로 쓰기 위해 옥수수 같은 식품으로부터 추출된다. 종종 '고과당 옥수수 시럽'과 같은 문구가 라벨에 인쇄되어 있다.

또 다른 실례는 매운 음식을 먹을 때 복통이 나타나거나 속쓰림

을 경험하는 경우다. 이러한 증상은 알레르기로 유발될 수도 있다. 그러나 대부분은 음식에 대한 부정적인 반응에 불과하며, 면역 체계와는 별 관련이 없어 보인다. 또한 이러한 반응이 효소결핍으로 보이지도 않는다.

기타 과민증에는 방부제(아황산염과 아질산염 등), 착색제, 풍미제(MSG, 아스파탐)에 대한 반응이 있다. 물론 이것 말고도 다른 음식에 대한 과민증이 없을 리 없다. 그렇지만 이 가운데 상당수는 아직 발견하거나 정의를 내리지 못했다. 의학적인 관점에서는 음식이나 음식 첨가제에 대한 반응을 과민증으로 분류한다. 이러한 음식 또는 음식 첨가제에 대한 반응은 아직 이해가 부족한 분야인데, 때때로 민감증(sensitivity)이라는 용어로 지칭되기도 한다. 이 용어 역시 경계가 불명확하다. 과민증과 민감증이라는 단어를 기술적으로 구별하기는 불가능하다. 두 용어 전부 두루뭉술한 개념이다.

알레르기 반응의 여러 가지 유형

IgE, IgG, IgA는 알레르기 반응시 면역 체계가 생성하는 다른 종류의 항체명을 말한다. Ig는 면역 글로불린(immunoglobulin)을 의미하고 E, G, A는 특정한 종류의 항체를 말한다. 각 항체를 좀 더 자세히 설명할 필요가 있다.

IgE 반응 측정하기

사람들 대부분이 알레르기를 생각할 때 으레 IgE 반응을 떠올리곤 한다. IgE 반응은 항원을 섭취하거나 항원과 접촉했을 때 즉시 나타나는 반응이다. 일부 사례에서 이러한 반응은 심각하거나 치명적인 건강 문제를 일으킬 수 있다. IgE 반응이 나타나면 눈이 따갑고 눈물과 콧물이 나오며, 입술과 혀가 붓고 두드러기, 복부팽만, 복통, 설사가 갑자기 나타날 수 있다. IgE 반응은 음식 알레르기가 유발하지 않는 것으로 알려진 증상들을 유발할 수도 있다.

전형적인 알레르기 검사는 IgE 반응만을 탐지하기에 이 검사로는 전체적인 밑그림을 알 수 없다. 이 검사의 문제점은 글루텐 불내증을 비롯한 음식 알레르기 대부분이 IgE 반응이라기보다는 IgG 반응이라는 데 있다. 결과적으로 음식 알레르기에 시달리는 사람들 다수가 자신이 음식 알레르기가 있는지 알지 못한다.

IgG 반응 측정하기

IgG 반응은 항원을 섭취한 이후 몇 시간 혹은 며칠이 지나서 나타난다. IgG 반응은 IgE 반응처럼 과격하지 않은 경우가 많은데, 보통 '단순한' 변비, 설사, 복부팽만, 수분저류,[3] 피로, 습진 등으로 나타난다. 그렇지만 이미 검토한 것처럼 원인을 모른 채로 증상을 방치한다면 글루텐 불내증 역시 삶의 질을 떨어뜨리고 만성적으로 심신을 쇠약하게 만드는 질병을 초래할 수 있다. 또한 고통스러운 극적인 반응을 급속히 초래하는 경우가 많기 때문에 이 문제를 쉽게 보아서는 안 된다.

IgA 반응 측정하기

IgA 반응을 빼고서는 글루텐 불내증을 완벽히 논의하기 불가능하다. IgA 항체 검사는 앞에서 설명한 것처럼 글리아딘과 조직 트랜스글루타미나아제에 대한 반응을 검사하는 용도로 쓰인다. IgA 항체 수치의 증가는 글루텐 불내증과 관련이 깊어 글루텐 불내증을 진단하는 유용한 지표로 사용된다. 그러나 대부분의 기타 음식에 대한 반응을 검사한 양질의 IgA 검진결과를 얻기는 어렵다. 그래서 IgA 항체 검사는 당장은 실효성이 떨어진다.

피부반응 검사와 혈액검사

수십 년간 피부 검사는 알레르기 검사의 표준으로 자리 잡았다. 의심스러운 항원을 피부 아래에 주입하거나 침투시켜 염증(홍반)이 생기는지를 측정한다. 홍반의 크기에 따라 알레르기를 판정한다.
이 방법은 우리가 음식을 먹을 뿐 피부에 주입하지는 않는다는 점에서 부족한 면이 많다. 또한 음식 알레르기가 있다고 해서 반드시 홍반이 생기는 것은 아니다. 이 검사는 오직 IgE 항체 반응만을 측정할 수 있으며, IgG 항체는 전혀 검사하지 못한다. 그렇지만 음식 알레르기 대부분은 IgG 항체 생성과 연관되어 있다. 피부반응

검사의 또 다른 문제는 혈액의 IgE 수치와 항상 연관되지는 않는다는 점이다. 음식 알레르기를 나타내는 혈액의 IgE 항체 수치가 높아도 피부 반응은 나타나지 않을 수 있다. 홍반이 얼마나 커야 양성 판정을 내릴 수 있는지도 의견이 분분하다. 홍반 크기가 작으면 음성으로 간주된다. 홍반이 너무 많이 생기면 양성으로 간주되어 알레르기로 판정된다. 그렇지만 홍반이 얼마나 생겨야 너무 많은 것인지는 해석 여하에 달려 있다.

많은 사람들이 피부반응 검사를 받고 특정 음식에 알레르기가 없다고 오진된다. 검사하는 음식마다 모조리 반응이 나타나는 사람도 있다. 이를 보면 여러 검사법과 마찬가지로 피부반응 검사 역시 완벽하지 않다. 단지 일부에게 도움이 되는 방법일 뿐이다. 피부 검사는 주로 생명을 위협하는(과민성) 음식 알레르기나 천식을 유발하는 음식 알레르기 검사에 유용하다.

만성적인 음식 알레르기를 더 정확히 탐지하는 방법은 효소결합면역흡착검사(엘라이자ELISA 검사)인데, 이 검사법은 혈액에서 IgE와 IgG 항체 수치를 모두 측정한다. 엘라이자는 각종 질환에서 항체를 측정하는 검사법으로 수십 년간 의료계에서 사용해왔다. 그렇지만 음식 알레르기 엘라이자 검사는 매우 엄격하고 고급화된 통제 규준을 준수하는 일부 검진기관에서만 정확히 시행할 수 있다. 보통의 알레르기 전문가나 검진기관은 아예 이 검사를 시행하지도 않는다.

엘라이자 검사를 받으려면 피를 뽑기만 하면 된다. 혈액은 검진기관으로 송부되고 검진기관에서는 음식에 대한 항체를 탐지해 이를 측정한다. '타고난 건강을 지향하는 사람들(Innate Health Group)'의 과민성 대장 증후군 치료 센터(IBS Treatment Center)에서 시행하는 전형적인 음식 알레르기 검사군(패널)은 미국인의 식사에 흔히 들어있는 음식 약 100가지에 대한 알레르기 반응을 엘라이자 검사로 측정한다. 이러한 음식에는 밀, 스펠트, 호밀, 보리와 같이 글리아딘과 글루텐을 함유한 곡물, 유제품, 달걀, 옥수수, 콩, 땅콩, 아몬드, 마늘, 바나나, 쇠고기, 빵효모, 커피, 초콜릿 등이 포함된다.(이곳에서는 여러 가지 다른 음식에 대한 알레르기 역시 검사해 많은 사람들에게 도움을 주었다. 전체 음식 목록을 보고 싶으면 부록 F를 참조) 이 검사는 면역 체계가 음식에 보이는 반응을 직접 측정하기 때문에 검사 당일 환자가 먹은 것에 영향을 받지 않는다.

음식 알레르기가 없는 사람은 몸에서 항체가 발견되지 않는다. 그렇지만 글루텐 불내증에 시달리는 사람 대다수는 다른 음식에 노출되었을 때 항체 수치가 높아진다. 이러한 경우 문제를 일으키는 음식을 먹지 않으면 상태가 훨씬 좋아진다.

소화관 내의 미생물 생태계를 알아야 한다

식사에서 글루텐이나 음식 알레르기를 유발하는 음식을 제거했는데도 나아지는 것을 느끼지 못한다면, 소화계의 미생물 분포가 균형을 잃었기 때문일 수 있다. 소화관에 사는 미생물은 소화 관련 장애, 피부질환, 기타 질병에 지대한 영향을 끼친다. 미생물 환경이 균형을 잃으면 심각한 건강 문제가 나타날 수 있다. 이때 나타나는 증상이 글루텐 불내증이나 음식 알레르기 증상과 비슷하다고 느낄 수 있지만, 미생물 불균형은 전혀 다른 현상이고 치료가 가능하다. 글루텐을 멀리 해도 여전히 별다른 변화가 없다면, 가장 먼저 음식 알레르기와 함께 미생물 생태계를 꼼꼼하게 검사해보아야 한다. 미생물 생태계에 영향을 미치는 미생물 군집은 박테리아, 효모(칸디다 포함), 기생충의 세 가지 군으로 나눌 수 있다. 세 가지 모두 특별한 주의가 필요하다. 우선 박테리아부터 살피기로 한다.

몸 안에 사는 세균

박테리아(세균)를 박멸해야 할 적으로 생각하는 사회통념으로 볼 때, 성인의 소화관에 사는 박테리아의 무게가 무려 1.35kg~1.81kg에 달한다는 사실은 놀라운 일이다. 항상 우리 몸에는 단세포 생물 수백 종이 살고 있다. 지난 한 세기 동안 인류는 박테리아에 대적했지만, 멸균 상태가 결코 건강에 유익한 환경이 아니라는 사실이 최근에 와서 밝혀지고 있다. 멸균 상태로 지내는 것 자체가 불가능하다. 세균은 어디에나 있다. 특히 장내 세균은 건강에 너무나 중요하다. 장내 세균 없이는 생명을 유지할 수 없다. 장내 세균은 인체 내에서 몇 가지 역할을 담당한다. 면역 체계가 자리 잡도록 도와주고, 음식을 분해하며, 영양분을 합성한다. 소화관에는 다른 생태계와 마찬가지로 팀을 이뤄 바쁘게 돌아가는 미생물 생태계가 자리 잡고 있다. 특정 미생물이 다른 미생물로 대체되거나 해를 입으면 소화관 내의 다른 미생물에도 영향을 미친다.

소화관에 사는 세균의 수는 종류를 불문하고 무엇을 먹고, 얼마나 건강하며, 어떤 보충제나 약을 복용하느냐에 따라 변하게 된다.

박테리아: 좋은 박테리아, 나쁜 박테리아, 흉악한 박테리아

몸 안에 사는 박테리아는 세 가지로 분류할 수 있다. 좋은 박테리아, 나쁜 박테리아, 흉악한 박테리아다. 인체는 좋은 박테리아와 사이좋게 공존한다. 우리 몸은 좋은 박테리아에게 집과 음식을 제공하는 대가로 굉장한 반대급부를 얻는다. 좋은 박테리아는 소화를 돕고 천식, 습진, 건초열을 방지하며 소화과정에서 비타민 K와 여러 가지 비타민 B를 합성한다. 장관의 운동성을 좋게 만들고 음식을 원활히 분해할 수 있도록 장 기능을 향상시켜 우리 몸이 영양분을 잘 흡수할 수 있도록 돕는다.

건강한 장에는 나쁜 박테리아보다 좋은 박테리아가 더 많다. 좋은 박테리아는 장에서 일정 공간을 차지하고 자신의 영역을 능숙히 지킨다. 따라서 좋은 박테리아는 나쁜 박테리아나 효모가 자리 잡아 번식하지 못하도록 수시로 방어한다.

이처럼 좋은 박테리아는 흔히 프로바이오틱스로 알려져 있다. 락토바실러스 애시도필루스(가장 잘 알려진 좋은 박테리아)와 같은 프로바이오틱스를 함유한 제품이 최근 유행을 타고 있지만, 여러 가지 이유 탓에 좋은 박테리아가 결핍된 상태에서는 프로바이오틱스를 복용해도 별로 좋아지지 않는 경우가 있다.

프로바이오틱스를 섭취하는 것만으로는 소화관의 미생물 생태계에 발생하는 다른 문제를 해결하기에 미흡하다. 아주 면밀히 대변을 검사해야 좋은 박테리아가 얼마나 있는지 측정할 수 있다. 하지만 안타깝게도 대부분의 대변 검사는 그 정도로 면밀하지 못하다.

나쁜 박테리아는 흉악한 박테리아만큼 치명적이지 않지만, 충분히 몸을 망가뜨릴 수 있다. 나쁜 박테리아는 음식에 부정적으로 반응하고 음식을 엉망으로 발효시켜 가스, 설사, 변비, 복통 등을 유발한다. 또한 좋은 박테리아를 몰아내 건강에 유익한 활동을 하지 못하도록 방해하며, 음식 소화를 방해해 영양분 흡수를 어렵게 만든다.

일부 나쁜 박테리아는 정상적인 균총으로 간주되는데, 어디까지나 좋은 박테리아에 비해 적게 분포하는 경우에만 그러할 뿐이다. 이 균형이 망가질 때 문제가 발생한다. 나쁜 박테리아가 장관에서 영역을 넓히면 소화 관련 장애를 일으킬 수 있고, 이러한 경우에는 반드시 치료를 받아야 한다. 또한 대부분의 대변 검사는 이러한 나쁜 박테리아를 측정하지 않는다. 슈도노마스(Pseudomonas)나 클렙시엘라(Klebsiella)와 같은 나쁜 박테리아는 종류가 너무나 많아서 여기에서 전부 언급하기 어렵다. 아주 세심하게 특화된 대변 검사는 나쁜 박테리아도 모두 측정하는데, 이 검사를 받는 사람은 많지 않다.

살모넬라, 이질균, 대장균의 일부 변종과 같은 흉악한 박테리아는 인체에 분포하는 정상적인 균총이 아니다. 흉악한 박테리아는 조직에 기생하며 독소를 품어내 조직을 파괴한다. 그리고 치명적일 수도 있는 심각한 질환을 유발한다. 악성 변종이 조금만 있어도 감염이 진행된다. 다행히도 의료계는 이러한 종류의 박테리아 감염을 익숙하게 진단하고 치료하지만, 이 문제를 간과하는 경우도 많다.

미생물 균형에 영향을 미치는 요인

나쁜 박테리아, 흉악한 박테리아를 제거하는 처방(항생제)이 미생물 불균형을 유발하는 주요 원인이 되어 소화 관련 장애를 일으킨다는 것은 생명의 아이러니다. 항생제를 복용하고 나서 소화관이 좋은 박테리아로 보충되지 않는다면, 나쁜 박테리아와 곰팡이가 광범위하게 군집을 이루게 될 것이다.

위험한 것은 항생제만이 아니다. 좋은 박테리아는 알코올, 에스트로겐 호르몬 약제, 코르티손과 스테로이드 처방, 화학요법, 스트레스, 부실한 식사로 죽거나 줄어들 수 있다. 이유를 불문하고 좋은 박테리아가 없어지면 소화 관련 장애뿐 아니라 소화와 관련이 없는 건강 문제 역시 수시로 발생할 수 있다.

효모(칸디다)

효모 역시 소화관에서 종종 발견되는데 분포량이 적을 경우 정상적인 균총으로 간주된다. 그렇지만 정상적인 양이라고 해서 몸에 유익하다는 말은 아니다. 장관에서 효소가 자라는 것은 칸디다 중의 가장 흔한 유형인데 이러한 경우 좋은 박테리아의 성장을 방해한다.

칸디다는 스스로 번식할 기회를 조금도 놓치지 않기 때문에 항생제로 좋은 박테리아를 모조리 없앤 다음에는(항생제는 효모를 없애지 못한다) 칸디다가 무혈 입성해 효모의 과다 증식이 발생하게 된다. 일단 효모가 장악하면 제거하기 어렵다.

칸디다는 글루텐 불내증에서 나타나는 여러 가지 증상을 비롯해 수많은 증상을 유발한다. 칸디다 환자는 보통 서로 다른 증상 약 20가지에 시달리는데, 피로 및 정신이 흐릿한 현상에서부터 소화 관련 장애까지 다양하다. 그렇지만 이러한 증상은 사람마다 다르게 나타난다. 효모는 설탕이나 정제 탄수화물을 먹이삼아 번식한다. 식사에서 단 음식과 알코올, 녹말, 정제 탄수화물의 비중이 높을수록 효모의 성장을 촉진하게 된다.

기생충

기생충은 박테리아나 효모와 마찬가지로 여러 가지 소화 관련 문제와 소화와 관련되지 않은 문제를 모두 일으킬 수 있다. 현미경으로밖에 볼 수 없을 정도로 작은 것에서부터 몇 인치 크기까지 다양하지만, 대부분은 육안으로 구분하기 힘들며 소화관에 기생해 설사, 변비, 가스, 복부팽만, 위경련, 구역질, 소화불량, 피로, 근육통, 출혈, 항문통증, 복통과 같은 증상을 유발한다. 기생충은 영양분을 빼앗아 몸을 해치며 소화관 또는 인체의 다른 부위에 손상을 입히기도 한다.

기생충의 종류와 수에 따라, 그리고 인체가 얼마나 강하게 저항하느냐에 따라 증상과 손상의 정도가 다르게 나타난다. 안타깝게도 좋은 박테리아가 월등히 많아도 기생충을 방어하기에는 역부족이다.

기생충은 개발도상국에서나 있는 문제라는 잘못된 인식 때문에 기생충이 소화 관련 장애의 원인일 수 있다는 사실이 간과되곤 한다. 그렇지만 매년 많은 사람들이 하천수를 마시지 않고 여행을 다니지 않아도 기생충에 감염된다. 기생충은 다른 나라로부터 수입되는 식품이나 먹거리를 추수하는 농부를 통해 유입된다.

소화 관련 장애를 진단하려면 기생충에 감염되었을 가능성을 항상 염두에 두어야 한다. 기생충 검사는 박테리아나 효모 검사에 비해 흔히 받는 검사지만, 아직 미흡한 점이 많다. 기생충이 문제를 일으킨다는 정보가 무수히 많은데도 별다른 문제를 일으키지 않는다고 간과되는 경우가 많다. 이에 고도로 전문화된 대변 검사는 일반 기생충 검사에 비해 철저하다는 사실을 강조한다.

박테리아, 효모, 기생충 검사

좋은 박테리아, 나쁜 박테리아, 효모, 기생충 분포가 불균형한 상태를 일컬어 장내 세균총 이상이라 부른다. 장내 세균총 이상은 과민성 대장 증후군의 주된 원인인데, 과민성 대장 증후군의 증상은 글루텐 불내증과 상당 부분이 유사하다.

DNA 대변 검사로 소화관의 미생물 생태계에 문제가 생겼는지를 검사할 수 있다. DNA 대변 검사는 모든 박테리아, 효모, 기생충을 검사할 수 있다. 이 검사를 통해 좋은 박테리아, 나쁜 박테리아, 효모가 얼마나 소화관에서 자라고 있는지 알 수 있고 모든 종류의 기생충을 검사할 수 있다. 이것은 일반 대변 검사와는 다른데, 일반 대변 검사는 몇 가지 기생충이나 생명을 위협하는 출혈성 설사를 유발하는 흉악한 박테리아만을 검사할 수 있을 뿐이고, 다른 박테리아, 효모, 기생충이 얼마나 있는지는 검사하지 못한다.

회복을 도울 수 있는 좋은 박테리아

장내 세균총 이상은 여러 가지 약제나 식물성 제제로 치료할 수 있다. 적절한 검사를 통해 어떤 제재가 더 효과적인지 알 수 있는데, 반드시 장관을 락토바실러스 애시도필루스나 비피도박테리움과 같은 좋은 박테리아로 보충해야 한다. 생균을 함유한 프로바이오틱스 보충제를 섭취하면 좋은 박테리아를 보충할 수 있다. 안타깝게도 시중에서 파는 프로바이오틱스의 질과 효과가 제각각이다. 좋은 박테리아는 살아있는 상태로 보존하기 어렵고 제품 대다수는 집에 가져왔을 때 살아남은 박테리아가 거의 없는 경우도 있다.

요구르트와 애시도필루스 우유에는 좋은 박테리아가 들어있지만 이 정도로는 미생물 불균형 상태를 해소하기 힘들다. 게다가 유제품 알레르기가 있으면 이러한 제품을 먹으면 안 된다. 프로바이오틱스의 도움을 받으려면 충분한 농도의 유익한 유산균을 살아있는 상태로 섭취해야 한다. 이름 있는 회사에서 나온 냉장제품이 가장 믿을 만하다.

요약

글루텐을 피해도 계속 설명이 불가능한 건강 문제가 지속된다면 가만히 있어서는 안 된다. 다른 음식 알레르기가 미치는 영향은 대단히 중요하다. 이 책은 분명 글루텐에 초점을 맞추고 있지만 글루텐만이 심각한 건강 문제를 일으킨다는 생각은 안일한 생각이다.

미생물 불균형을 치료하고 좋은 박테리아를 보태면 건강이 비약적으로 좋아진다. 박테리아, 효모, 기생충의 균형은 소화기관을 비롯한 몸 전반의 건강 유지에 대단히 중요하다.

---

1 다른 음식에 대한 알레르기와 과민증이 장벽 손상에서 비롯된 장누수 때문이라고 흔히들 생각한다. 장벽 손상은 셀리악 병이나 글루텐 불내증 탓에 생긴다. 그렇지만 임상실험 결과 음식 알레르기나 음식 과민증에 시달리는 사람 대부분은 실제로 셀리악 병이나 글루텐 불내증을 겪지 않는 것으로 드러났다. 셀리악 병이나 글루텐 불내증 환자가 다른 어떤 음식에 알레르기 반응을 보일지를 가늠할 일관된 패턴이 없다. 게다가 이 사람들이 식단에 들어있는 모든 음식에 반응을 보이는 것도 아니다. 음식 알레르기의 원인을 단순히 장누수로 돌릴 수는 없다. 음식 알레르기와 음식 과민증은 글루텐 불내증과는 별개이며, 그 자체로 개인의 건강에 중요한 요소다.
2 육두과의 열대 상록수로부터 얻을 수 있는 것으로 열매의 배아를 말린 것 – 역자주
3 체내의 물이 배출되지 않고 축적되어 노폐물을 제거할 수 없게 되는 현상 – 역자주

13장

해답의 발견

> 모든 진리는 발견한 다음에야 이해하기 쉽다.
> 중요한 것은 어떻게 발견하느냐이다.
> ―갈릴레오 갈릴레이

이 책 초반부에 자신이 아픈 이유를 모르는 세 사람을 소개했다. 그들 또한 음식에 대한 반응으로 고통 받고 있었다. 기쁘게도 세 사람 모두 다른 사람들처럼 무엇을 먹어야 몸이 낫고 최적의 건강을 유지할 수 있는지 깨달았다. 해피엔딩은 계속된다. 당신이 그 다음 차례일 수 있다.

매튜

셀리악 병 검사에서 음성이 나왔지만 매튜의 증상은 계속 악화되었다. 설사와 경련은 점점 잦아졌고 휴가는 물론이고 저녁에 외식을 하러 나갈 수 없을 정도로 심해졌다.

"될 수 있으면 밖에 안 나가려고 했죠." 매튜는 말했다.

"일단 어디에 가든 화장실이 어디 있는지부터 찾아야 했어요."

매튜는 수시로 피로를 느꼈고 감기몸살에 걸린 것처럼 온몸이 쑤셨다. 그렇지만 감기몸살과는 달리 증상이 사라지지 않았다.

매튜의 아내 신디가 할 수 있는 한 도우려 애썼지만, 남편이 밖에 나가기 두려워하고 피로감에 시달리다 보니 부부관계에도 문제가 생기기 시작했다. 의사는 매튜에게 증상을 완화시키는 약제처방을 권했지만, 신디는 증상을 유발하는 진짜 원인이 무엇인지 찾아보라고 채근했다.

매튜는 자신의 증상이 음식 때문일 것이라는 생각을 떨칠 수 없어서 식사일기를 작성했지만 이유를 정확히 짚어내기란 어려웠다. 매튜는 식이제한법을 시도해보기로 마음먹었다. 우선 유제품부터 끊었지만 별로 나아지지 않았다. 그 다음에는 글루텐을 끊었다. 곧 몇 주가 지나 상태가 훨씬 좋아졌다.

매튜는 자신의 몸이 글루텐에 반응한다는 것을 확인하고 싶었다. 매튜는 과민성 대장 증후군 치료센터의 의사와 상담했다.

"제 인생을 찾고 싶어요." 매튜는 의사에게 말했다. "증상을 일으키는 원인이 무엇인지 알아야겠어요. 그래야 뭐든 하든 말든 하죠."

의사는 매튜의 몸이 글루텐에 반응하는지 알려면 몇 주간 다시 글루텐을 먹어보아야 한다고 말했다. 매튜는 글루텐을 다시 먹으면 몸이 얼마나 아플지 알기 때문에 하지 않기로 마음먹었다. 의사 역시 그럴 필요가 없다고 말했다.

"이미 알고 있는 사실을 확인하기 위해 시험에 들 필요는 없죠." 식사에서 글루텐을 없애는 것은 어려운 일이었지만, 매튜는 노력한 보람이 있다고 말한다. 식습관을 바꾸자 매튜의 증상은 사라졌다. 매튜와 신디는 활기찬 인생을 즐기고 있으며 최근 하와이로 여행을 다녀왔다.

로리

철분이 풍부한 음식과 의사가 처방해준 철분 보충제를 먹어도 로리는 여전히 지치고 짜증이 났다. 철분 수치도 나아지는 기미가 안 보였다. 머리와 피부상태도 엉망이었지만 의사 역시 빈혈의 원인이 뭔지 설명할 수 없었다.

대변 검사를 해봐도 출혈이 일어난 흔적은 찾을 수 없었고 의사는 실망스럽게도 보충제를 계속 먹는 것 말고는 다른 방법을 제시해주지 않았다. 로리는 30세가 되기도 전에 벌써 노인이 된 것 같아 괴로웠다. 로리는 날을 잡아 학교장에게 말했다.

"조만간 일을 그만둘 생각이에요. 기운이 없어 더 이상 일을 할 수가 없어요. 다른 방법을 찾지 못하겠어요."

제인 교장은 훌륭한 선생님을 잃기 싫어 로리에게 다른 방법을 제안했다. 제인이 소개한 내과전문의가 로리를 맡아 좀 더 면밀한 검사를 위해 내시경 검사를 실시했다. 검사 결과 출혈 흔적은 없었지만, 놀랍게도 검사 절차 중에 실시한 생체검사에서 셀리악 병 양성으로 드러났다.

"셀리악 병은 위에 문제가 있다는 말 아닌가요?" 로리가 물었다. "그렇지만 전 소화 관련 장애가 없는데 어떻게 셀리악 병일 수 있는 거죠? 그리고 빈혈은 어떻게 된 건가요?"

로리가 제인에게 진단결과를 말해주자, 제인은 자기 사촌이 셀리악 병으로 진단받고 어떻게 도움을 받았는지 떠올렸다. 로리는 셀리악 병이 광범위한 질환과 연관되어 있고 영양소 흡수 불량을 유발할 수 있다는 설명을 들었다.

불현듯 로리는 여러 가지 증상의 연결고리를 깨달았다.

"그래서 내 몸이 철을 흡수하지 못해 빈혈이 생긴다는 말이죠? 생각해보니 철분 강화 시리얼을 더 먹었을 때 나아지기는커녕 악화되기만 했죠. 글루텐 섭취량이 늘었기 때문인 것 같아요."

의사의 도움을 받아 로리는 무글루텐 식사를 시작했다. 몇 달이 지나 로리의 철분 수치는 눈에 띄게 올라갔고 숙면을 취할 수 있었다. 피부상태와 머릿결도 한결 나아졌다. 무엇보다도 일에 복귀하고 축구를 다시 할 수 있을 정도로 체력이 회복되었다.

그렇지만 로리는 여전히 두통과 가스에 시달렸다. 의사는 이러한 증상 역시 글루텐 불내증과 관련이 있을 것이라 생각했지만 나아지지 않았다. 추가 검사에서 로리는 유제품 알레르기가 있는 것으로 드러났다. 의도치 않게 글루텐에 오염된 음식을 먹어 증상이 없어지지 않는 것으로 생각했지만 실제로는 면역 체계가 유제품을 공격해서 이러한 증상이 나타났던 것이다. 설상가상인 상황인 것 같았지만 로리는 자신 말고도 같은 문제를 가진 사람들이 많다는 사실을 알게 되었다. 식사에서 유제품을 제거하고 나니 두통과 가스가 완전히 사라진 것은 물론이고, 예전에 비해 체력도 좋아지고 정신도 맑아졌다.

짐

짐은 운동을 많이 하는데도 계속 살이 찌고 변비에 시달렸다. 일하기도 힘들고 아이들과 놀아주는 것조차 버거웠다. 계속 늘어나는 체중 때문에 스스로 놀랄 정도였다. 원인이 뭔지 고민스럽고 요즘 뉴스에 수시로 나오는 비만 관련 질환에 시달리지 않은지 노심초사할 수밖에 없었다.

자신의 증상을 꼼꼼히 관찰하기에 앞서, 짐은 어머니의 건강에서 실마리를 찾았다. 짐의 어머니는 정원을 손질하다가 쓰러져 엉덩이를 다쳤다.

"믿기 힘들었어요." 짐의 어머니는 말했다.

"아직 제 나이가 예순도 채 안 되었거든요. 쇠약한 할머니들이나 엉치뼈를 다치는 거라고 생각했는데 말이에요."

짐의 어머니는 골다공증으로 밝혀졌다. 골다공증이 소화 관련 장애와 관련이 있을 거라고 생각해, 의사는 짐의 어머니에게 셀리악 병 검사를 해보았다. 검사 결과는 양성이었다.

짐의 형 데이비드는 위장이 너무 예민해 견디다 못해 검사를 받아보았다. 검사 결과는 역시 양성이었다. 그렇지만 짐은 소화기능이 원래 어머니와 형과는 완전히 다른 것 같다고 느껴 검사를 받을 아무런 이유가 없다고 생각했다.

데이비드는 글루텐 불내증을 상당히 연구하고 나서 일생을 괴롭히던 건강 문제의 해결방안을 찾고 안도했다. 데이비드는 과민성 대장 증후군 치료 센터 웹사이트에서 글루텐 불내증에 관한 글을 읽고 짐을 불렀다.

"짐, 글루텐 불내증 검사를 받아보도록 해. 방금 읽어보니 글루텐 불내증이 변비나 체중 증가는 물론이고 별의별 증상을 유발할 수 있다는데."

짐은 별 기대 없이 검사를 받았지만, 검사 결과 글루텐 불내증으로 드러났다. 그렇지만 셀리악 병은 아니었다. 짐은 일반적인 글루텐 불내증 증상과는 다른 증상에 시달리는 글루텐 불내증 환자였다. 짐은 어머니와 동생의 도움을 받아 무글루텐 식사를 시작했다. 몇 주 만에 변비가 사라졌고 불었던 체중도 원래대로 돌아왔다.

요약

이처럼 밀 알레르기, 셀리악 병, 비셀리악성 글루텐 불내증을 진단하고 이를 논의하려면 생각해야 할 문제가 많다. 올바른 진단을 받기 위한 여정은 험난하고 지루할 수 있다. 의료 관계자로부터 듣는 말이 생각과 너무 달라 힘이 빠지는 순간도 있을 것이다. 문제를 해결하기 위해 도움을 받으러 고군분투해야 할지도 모른다.

만일 의사가 별 도움을 주지 못한다 해도 포기할 것까지는 없다. 스스로에게 자신감을 갖고 몸 상태를 잘 지켜봐야 한다. 음식에 대한 반응이 유발하는 글루텐 불내증과 건강 문제를 다루는 분야는 아직 걸음마 단계다. 최근에 와서야 먹거리가 몸 상태에 얼마나 큰 영향을 미치는지 절감하고 있다. 그렇지만 앞에서 살핀 것처럼 이 주제가 얼마나 중요한지 보여주는 증거는 충분하며, 점점 간과하기 어려운 문제가 되고 있다.

최적의 건강에 관심을 가질수록, 같은 식이요법에도 사람마다 각기 다른 반응을 보인다는 사실을 인정하는 일과 음식에 대한 반응 검사를 해야 하는 일이 상식으로 자리 잡는 날이 올 것이다. 사람들이 예상 외로 각자의 건강을 챙길 방법을 하나씩 찾아가면서 전문가들조차 헤매던 문제를 풀게 될 것이다. 많은 사람들이 밀을 먹지 않으면 건강해지리라. 이런 아이러니가 또 있을까? 해답은 언제나 우리 곁에 있었다.

부 록

부록 A

미국의 무글루텐 식품 제조사, 무글루텐 식품

밀과 글루텐이 들어 있지 않는 제품에 특화된 제조사 및 유통망

일부 식품회사에서는 쌀국수, 옥수수 파스타, 퀴노아 국수를 출시한다. 모양과 크기별로 여러 가지 제품이 출시되어 있다.

Amazing Grains (www.montina.com)
Authentic Foods (www.authenticfoods.com)
Breads from Anna (www.glutenevolution.com)
Chéebée Bread (www.chebe.com)
Cherrybrook Kitchen (www.cherrybrookkitchen.com)
The Cravings Place (www.thecravingsplace.com)
Dietary Specialties (www.dietspec.com)
ENER-G Foods (www.ener-g.com)
Enjoy Life Foods (www.enjoylifefoods.com)
Envirokidz (www.envirokidz.com)
Food for Life (www.foodforlife.com)
Gifts of Nature (www.giftsofnature.net)
Glutenfree.com (www.glutenfree.com)
Gluten Free Mall (www.GFmall.com)

Gluten Solutions (www.glutensolutions.com)
Gluten-free Trading Company (www.gluten-free.net)
Glutino Food Group (www.glutino.com)
Health Valley (www.healthvalley.com)
Kinnikinnick Foods (www.kinnikinnick.com)
Maplegrove Gluten Free Foods (www.maplegrovefoods.com)
Namaste Foods (www.namastefoods.com)
Nana's Cookie Company (www.healthycrowd.com)
Pamela's Products (www.pamelasproducts.com)
Panne Rizo (www.pannerizo.com)
Perky's (www.perkysnaturalfoods.com)

파스타

Ancient Harvest (www.quinoa.net)
Bionaturae (www.bionaturae.com)
DeBoles (www.deboles.com)
Mrs. Leeper's (www.mrsleepers.com)
Orgran Natural Foods (www.orgran.com)
Tinkyada Rice Pasta (www.tinkyada.com)

치킨 너겟

Ian's Natural Foods Chicken Nugget (www.iansnaturalfoods.com)
Martha's Home Style Gluten-Free Chicken Breast Nuggets (available from www.celiac.com)

오트

Bob's Red Mill (Note: Not all Bob's Red Mill oat products are gluten free.)
Cream Hill Estates (www.creamhillestates.com)
Gifts of Nature (www.giftsofnature.net)
Gluten Free Oats (www.glutenfreeoats.com)
Only Oats (www.onlyoats.ca)

글루텐, 달걀, 유제품을 넣지 않는 식품 제조사

아래 회사들은 글루텐과 유제품, 달걀을 피해야 할 사람들이 먹어도 괜찮은 식품을 생산한다. 대부분의 제품에는 콩과 견과류 역시 빠져있다.

Breads from Anna (www.glutenevolution.com)
The Cravings Place (www.thecravingsplace.com)
Enjoy Life Foods (www.enjoylifefoods.com)
Envirokidz (www.envirokidz.com)
Food for Life (www.foodforlife.com)
Glutino Food Group (www.glutino.com)
Health Valley (www.healthvalley.com)
Namaste Foods (www.namastefoods.com)
Nana's Cookie Company (www.healthycrowd.com)
Perky's (www.perkysnaturalfoods.com)

무글루텐 식당 고르기 프로그램

* www.glutenfreerestaurants.org을 방문해 볼 것
* 무글루텐이 들어있지 않거나 기타 저자극성 음식을 제공하는 식당
  - www.innatehealthfoundation.org를 방문해 IHFwiki를 클릭할 것

부록 B

글루텐 불내증과 셀리악 병의 정보를 얻을 수 있는 곳

모든 유형의 글루텐 불내증을 취급하는 기관

북미 글루텐 불내증 그룹
(The Gluten Intolerance Group of North America, www.gluten.net)
GIG는 셀리악 병, 포진성 피부염, 기타 글루텐 불내증 환자가 건강한 삶을 살 수 있도록 지원한다. GIG는 무글루텐 인증 기구(Gluten-Free Certification Organization, www.GFCO.org)를 산하기관으로 두고 있다. 이 기구는 엄격한 기준과 현장조사에 입각해 무글루텐 식품 및 무글루텐 식품 제조 기업을 인증한다. 무글루텐 식당 고르기 프로그램(Gluten-Free Restaurant Awareness Program, www.glutenfreerestaurants.org) 역시 GIG의 산하기관인데, 이 기관은 무글루텐 식당을 인증하는 엄격한 기준을 수립했다.

타고난 건강을 지향하는 재단
(Innate Health Foundation, www.InnateHealthFoundation.org)
이 단체는 최근 단체명을 "음식 알레르기 및 음식 과민증 재단(Food

Allergy And Intolerance Foundation, foodallergyinfo.org)"으로 바꿨다.

이 재단은 음식 알레르기와 음식 과민증에 시달리는 사람들에게 자료를 제공하기 위한 목적으로 설립되었다. 이 기관은 무글루텐 식사를 제공하는 식당, 무글루텐 제품, 레시피, 서적, 기타 자료의 목록을 다수가 참여하는 위키피디아 기반으로만 제공한다. 독자들은 새로운 정보를 알게 될 때마다 이 목록에 해당 정보를 추가하고 업데이트할 수 있다.

셀리악 병에만 특화된 기관

미국 셀리악 병 연합회

(American Celiac Disease Alliance, www.americanceliac.org)

미국 셀리악 병 연합회는 셀리악 병 환자를 대변하고 이들을 교육하며 셀리악 병을 연구해 셀리악 병 환자들의 삶의 질을 증진하기 위한 목적으로 설립되었다.

셀리악 병 설립기금

(Celiac Disease Foundation, www.celiac.org)

셀리악 병 설립기금은 셀리악 병과 포진성 피부염으로 고통받는 사람들을 돕고 지원하며 관련 정보를 제공한다.

셀리악 흡수장애 협회

(Celiac Sprue Association, www.csaceliacs.org)

셀리악 흡수장애 협회는 셀리악 병 환자 및 포진성 피부염 환자와 그 가족들을 지원하고 교육하며, 연구사례를 제공한다. 이 협회는 회원제로 운영된다.

셀리악 병을 앓는 아이들 양육하기
(Raising Our Celiac Kids, R.O.C.K., www.celiackids.com)
R.O.C.K.는 글루텐 없이 살아야 하는 아이와 부모를 지원한다.

캐나다 셀리악 협회
(Canadian Celiac Association, www.celiac.ca)
캐나다 셀리악 협회는 셀리악 병과 포진성 피부염을 앓는 사람들을 찾아 이들을 대변하며 교육활동을 펼친다. 또한 연구 프로그램을 통해 이들을 지원하고 봉사한다.

권장 서적 목록

글루텐 불내증과 셀리악 병의 의학적 중요성을 다룬 도서
- *Celiac Disease: A Hidden Epidemic* (셀리악 병: 숨은 전염병) by Peter H.R. Green and Rory Jones
- *Dangerous Grains: Why Gluten Cereal Grains May Be Hazardous To Your Health* (위험한 곡물: 왜 글루텐 시리얼 곡물이 건강에 해로운가) by James Braly and Ron Hoggan
- *Full of It* (풀 오브 잇) by Rodney Ford
- *The Gluten Syndrome* (글루텐 신드롬) by Rodney Ford
- *Hidden Food Allergies: The Essential Guide to Uncovering Hidden Food Allergies-and Achieving Permanent Relief* (음식에 숨은 알레르기) by James Braly and Patrick Holford

글루텐 불내증 환자들의 생활지침을 알려주는 도서

글루텐 불내증 환자들의 생활지침을 알려주는 훌륭한 책들이 많다. 유명한 책 일부를 소개했는데 인터넷과 서점에서 더 많은 책을 접할 수 있다.

- *Cecilia's Marketplace Gluten-Free Grocery Shopping Guide*(세실리아의 무글루텐 음식 장보기 가이드) by Mara Matison and Dainis Matison
- *Clan Thompson Celiac Pocket Guide to Over-the-Counter Gluten-Free Drugs 2008*(클랜 톰슨의 처방전 없이 살 수 있는 무글루텐 약제 셀리악 포켓 가이드) by Lani K. Thompson
- *Cooking Free: 2000 Flavorful Recipes for People with Food Allergies and Multiple Food Sensitivities*(음식 알레르기와 음식 민감증에 시달리는 사람들을 위한 맛있는 레시피 200가지) by Carol Fenster
- *Gluten-Free 101 : Easy, Basic Dishes Without Wheat*(무글루텐: 밀 없이 쉽게 만드는 간단한 음식 101가지) by Carol Lee Fenster
- *Gluten-Free Cooking For Dummies*(무글루텐 요리법: 더미 시리즈) by Danna Korn and Connie Sarros
- *Gluten-Free Diet: A Comprehensive Resource Guide*(무글루텐 식사: 글루텐 없는 식자재 총정리) by Shelley Case
- *Gluten-Free Girl: How I Found the Food That Loves Me Back . . . and How You Can Too*(글루텐 없는 소녀: 내 몸에 맞는 음식을 어떻게 찾았을까?) by Shauna James Ahern
- *Gluten-Free Quick and Easy: From Prep to Plate Without the Fuss—200+ Recipes for People With Food Sensitivities*(글루텐 없이 쉽고 빠르게) by Carol Fenster
- *Incredible Edible Gluten-Free Food for Kids: 150 Family-Tested*

Recipes(아이들을 위한 환상적인 무글루텐 음식) by Sheri L. Sanderson
- *Kids With Celiac Disease: A Family Guide to Raising Happy, Healthy, Gluten-Free Children*(셀리악 병에 걸린 아이들) by Danna Korn
- *Let's Eat Out!: Your Passport to Living Gluten and Allergy Free and other books in this series*(마음 놓고 먹어요: 글루텐과 알레르기가 없는 삶으로) by Kim Koeller and Robert La France
- *Living Gluten-Free For Dummies*(글루텐 없는 삶: 더미 시리즈) by Danna Korn
- *1000 Gluten Free Recipes*(무글루텐 레시피 1000가지) by Carol Fenster
- *The Complete Book of Gluten-Free Cooking*(무글루텐 요리법 완전 정복) by Jennifer Cinquepalmi
- *The Essential Gluten-Free Restaurant Guide*(무글루텐 식당 핵심 길잡이) by Triumph Dining
- *The Gluten-Free Gourmet series*(무글루텐: 미식가 시리즈) by Bette Hagman
- *The Gluten-Free Kitchen: Over 135 Delicious Recipes for People with Gluten Intolerance or Wheat Allergy*(무글루텐 부엌) by Roben Ryberg
- *Wheat-Free, Worry-Free: The Art of Happy, Healthy Gluten-Free Living*(밀이 없으면 걱정도 없어요) by Danna Korn
- *You Won't Believe It's Gluten-Free! 500 Delicious, Foolproof Recipes for Healthy Living*(정말 글루텐이 없어요!) by Roben Ryberg

부록 C

글루텐 불내증과 관련된 질환 (가나다 순)

나이에 따라 분류된 질환의 목록은 3장을 참조하라. 음식이 이러한 질환의 유일한 원인은 아니지만 여러 사례에서 주요한 원인으로 작용한다. 아래 질환에 시달리는 사람은 음식 알레르기 검사를 받아 보아야 한다.

가려움증
가스
간기능 장애(ALT, ALK, ALP와
　같은 간효소, 간수치의 증가)
간지방증
간질
간질환
감정 기복
갑상선기능저하증
갑상선염
거식증
건선

결절성 홍반
골감소증
골다공증
골밀도 저하
골연화증
과당 불내증
과민반응
과민성 대장 증후군
관절염
관절통
괴사융해성이동성홍반
괴저성 농피증

구강편평태선
구내염
구역질
구인두암
구토
그레이브스병
근육통
낭포성 섬유증
낭창(전신성홍반성낭창)
뇌백질병소
눈 밑 다크서클
다발성 경화증
다발성 근염
다운 증후군
다초점 축돌기 여러 신경병증
당뇨병 타입 1
대변잠혈
대장암
두드러기
두통
레이노병
레트 증후군
류머티즘 관절염
만성 귀 염증
만성 부비강염(축농증)
만성 인후염

만성피로
만성 활동 간염
말초신경병증(손발이 감각이 없 거나 저리는 현상)
모낭 각화증
발기부전
발적
발진
배앓이
백반증
백혈병
베체트 증후군
변비
복부팽만
복통
분출성 구토
불규칙한 생리주기
불면증
불안
불임
비타민 B_{12} 결핍증
비타민 K 결핍증
비호지킨 림프종
빈혈(철 결핍성 또는 비타민 B_{12} 결핍성 빈혈)
선상 IgA 수포성 피부병

설사
섬유근육통
성장 장애
소뇌위축증
소장선암
소장 융모 위축
소화불량
속쓰림
쇼그렌 증후군
수면 장애
습진
식도암
식도염
신경병증
아미노기 전이효소 상승
아프타성 궤양
악성빈혈
어린선상 피부병
에디슨병
엽산 결핍증
우울증
운동 실조증
원발성 경화성 담관염
원발성 담즙성 간경변
원형탈모증
월경불순

위경련
위마비
위식도역류질환
유당 불내증
유분증
유육종증
유전성 혈관신경성 부종
이차 부갑상선 항진증
이형성 모반 증후군 및 선천성
  거대 모반
자연유산
자폐증
장기 융기성 홍반
장출혈
잦은 질병
저신장
저혈당증
정신분열증
정신이 흐릿한 현상
조기 폐경
주의력 결핍 과잉행동장애
중증 근무력증
지구력 저하
지방변
집중력 저하
천명

천식
철 결핍증
체력 저하
체중 감소
체중 정체
체중 증가
췌장 기능 손상
췌장염
치아 법랑질 손상
특발성 부갑상선기능저하증
특발성 혈소판 감소 자색반병
팽진
펠라그라(홍반병)
편두통
폐혈철증
포르피린증

포진성 피부염
피로
피부 건조증
피부 경화증
피부근염
피부염
혈관염
호산구 수치 상승
호산구 식도염
호산구 위장염
호흡곤란
화를 잘 내는 성격
후천성 배냇털 과다증(다모증)
후천성 피부 이완증
흑색종
T세포간림프종

부록 D

음식 알레르기가 유발할 수 있는 질환 (가나다 순)

아래 목록은 음식에 대한 면역반응이 유발할 수 있는 질환이며, 글루텐에 대한 반응에 국한되어 있지 않다. 글루텐 불내증 목록에 기재된 질환 일부는 지면을 절약하기 위해 여기에서 다시 언급하지 않았다. 음식이 이러한 질환의 유일한 원인은 아니며, 많은 사례에서 음식 알레르기가 이러한 질환을 유발하기도 한다. 아래 질환에 시달리는 사람은 음식 알레르기 검사를 받아보아야 한다.

가스
건선
건초열
골감소증
골다공증
과민반응
과민성 대장 증후군
관절염
관절통
구내염

구역질
구취
구토
귀 염증
눈 밑 다크서클
단백 상실 성장 질환
담마진
두드러기
두통
류머티즘성 관절염

만성 기침
만성 부비감염(축농증)
만성 빈혈
만성 인후염
만성 피로
맥립종(다래끼)
메니에르 증후군
면역기능저하
발작
방귀
배앓이
베체트 증후군
변비
복부팽만
복통
불면증
불안
비타민 B_{12} 결핍증
설사
섬유 근육통
성장 장애
소아 류머티즘 관절염
소화불량
속쓰림
손발이 붓는 증상
쉰 소리

습진
심계항진
아나필락시스
안면 홍조
야뇨증
요로감염증
우울증
울혈
월경전 증후군
웩웩거림
위식도역류질환
위장관 출혈
유분증
장이 쿡쿡 쑤시는 증상
잦은 감기나 질병
저혈당증
정신분열증
정신이 흐릿한 현상
주의력 결핍 과잉행동장애
주의력 결핍장애
질 소양증
천식
철 결핍성 빈혈
체중 감소
체중 증가
콧물

특발성 혈소판 감소 자색반병 피부 건조증
편두통 피부염
피로 항문 가려움증
피부 가려움증

부록 E

음식 알레르기 표준 검사군에 포함된 음식 목록

이 목록은 상황에 따라 변경될 수 있다. 이 검사에 대해 더 자세한 내용을 알고 싶다면 12장을 참조하라.

유제품

모차렐라 치즈
염소젖
요구르트
우유
웨이(유청)
체다 치즈
카제인
코티지 치즈

곡물

메밀

밀의 글루텐 성분
밀의 글리아딘 성분
백미
보리
스펠트
아마란스
오트
옥수수
통밀
호밀

견과류
개암
아몬드
월넛
참깨
코코넛
피칸
해바라기씨

콩류
강낭콩
땅콩
렌즈콩
리마콩
완두콩
줄기콩
콩

육류 및 가금류
달걀노른자
달걀흰자
닭고기
돼지고기
쇠고기
양고기

칠면조

해산물
굴
넙치
대서양 대구
미국 바닷가재
밀러납서대[1]
바지락
새우(서양산, 작은 크기)
은행게
적도미
태평양 연어
황다랑어

채소류
검정 올리브
고구마
녹색 시금치
녹색 애호박
녹색 피망
당근
마늘
무
버섯

브로콜리
비트
빨간 토마토
상추
셀러리
아보카도
아스파라거스
애호박
오이
콜리플라워(꽃양배추)
호박
흰 양배추
흰감자
흰양파

과일

딸기
라즈베리
레몬
바나나
배

복숭아
블루베리
빨간포도
사과
살구
오렌지
자두
자몽
크랜베리
파인애플
파파야

기타

꿀
맥주효모
빵효모
사탕수수
커피콩
코코아콩(초콜릿)

---

1 가자미목 넙서대과의 바닷물고기 – 역자주

부록 F

박테리아, 효모, 기생충 DNA 검사

DNA 대변 검사로 소화관의 미생물 생태계를 검사할 경우 아래 언급한 박테리아, 효모, 기생충의 유전자를 검사하게 된다. 일반적인 대변 검사로는 이러한 유기체를 꼼꼼히 진단하기 어렵다. DNA 대변 검사와 관련한 정보를 더 알고 싶다면 12장을 참조하라.

박테리아

좋은 박테리아
대장균(대장균 역시 좋은 종과 나쁜 종이 있다)
락토바실러스 종(애시도필루스 포함)
비피도박테리아 종
모든 혐기성 박테리아
기타

나쁜 박테리아
녹농균

대장균
비브리오
살모넬라
시트로박터 프로인디
에로모나스 종
엔테로박터 종
여시니아
이질균
호기성 종
기타

효모
로도투룰라 류

사카로미세스 류
칸디다 류

기생충
블라스토시스티스 호미니스
십이지장충

이핵아메바
지아르디아
촌충
크립토스포리디움
편충
기타

부록 G

셀리악 병 진단하기

(4장 p.90에서 연결함)

근내막 항체

근내막 항체 검사는 더 오래된 검사법이다. 이 검사법이 개발되고 나서 조직 트랜스글루타미나아제 효소라는 근내막의 특정 부위가 공격받는다는 사실이 밝혀졌다. 따라서 위에서 설명한 것처럼 조직 트랜스글루타미나아제 항체를 특정해서 측정할 수가 있게 된 것이다. 대부분의 연구결과를 보면 근내막 항체 검사보다 조직 트랜스글루타미나아제 항체 검사가 셀리악 병을 진단하는 데 더 신뢰할 만한 방법이라는 것을 알 수 있다. 그렇지만 근내막 항체 검사는 아직까지도 흔히 쓰이며 기타 항체 검사법과 같이 쓰일 수도, 따로 쓰일 수도 있다. 근내막 항체 검사는 여전히 유용하다고 평가할 수 있다.

근내막은 장관의 막을 싸고 있는 조직이다. 근내막 항체 검사에서 환자의 혈액은 근내막 조직과 섞여 있다. 혈액이 근내막에 대한 반응을 보일 수 있는지 판정할 임상병리사가 이 혼합물을 현미경으로 관찰한다. 반응을 보일 경우 환자는 근내막 항체 양성으로 판정된다.

근내막 항체 검사 결과가 양성으로 나온다면 셀리악 병에 걸려 있는 것이다. 결과가 음성으로 나올 경우 이것은 위음성[1]일 수 있다. 이러한 경우 검사 결과가 정확한지를 확정하기 위해 IgA 총량 검사를 하듯 조직 트랜스글루타미나아제 IgA 항체 검사를 실시해야 한다.

조직 트랜스글루타미나아제 항체 검사와 마찬가지로 글루텐을 한동안 먹지 않았다면 근내막 항체 검사를 해보아도 셀리악 병을 앓고 있는지 알 수가 없다. 조직 트랜스글루타미나아제 항체와 근내막 항체 검사 결과는 소장이 얼마나 심각한 손상을 입었는지에 따라 다르게 나타난다. 따라서 소장에 아주 작은 상처만 있는 경우에는 그것이 글루텐 불내증으로 생긴 상처라도 검사 결과는 음성으로 나올 수 있다. 생체검사를 해보아도 그처럼 경미한 상처는 발견하기 어렵다.

근내막 항체 검사에서는 음성판정을 받지만 조직 트랜스글루타미나아제 검사에서는 양성 판정을 받는 경우가 있다. 또한 그 반대의 경우도 있다. 이는 검사를 실시하는 사람의 실수일 수도 있다. 왜냐하면 항체 검사가 자동화되어 있지 않아서 검사를 담당하는 임상병리사에게 많은 부분을 의존하기 때문이다. 그것 말고도 기니피그의 조직 트랜스글루타미나아제를 사용한 탓일 수도 있다. 셀리악 병 전문가로 유명한 피터 그린(Peter Green) 박사는 근내막 항체 검사가 조직 트랜스글루타미나아제 검사에 비해 포괄적이기 때문에 조직 트랜스글루타미나아제 항체 검사나 생체검사 결과가 음성으로 나와도 근내막 항체 검사 결과가 양성으로 나오면 반드시 글루텐 불내증을 겪고 있는 것이라고 주장했다. 이 견해를 논리적인 결론으로 보아도 별 무리는 없어 보인다.

레티쿨린 항체

레티쿨린 항체 검사는 매우 오래된 방법이지만 여전히 이용된다. 세망세포[2]는 결체조직[3](특히 림프계의 결체조직)에서 발견되며 소화관을 따라 발견되는 경우도 많다. 레티쿨린 항체는 세망세포를 공격할 목적으로 합성된다. 그렇지만 특정성이 결여되어 이 항체가 발견된다 해도 반드시 셀리악 병이나 글루텐 불내증인 것은 아니다. 레티쿨린 항체 검사로는 셀리악 병을 놓치는 사례가 많은 탓에 지금은 더 효과적인 검사법을 이용한다.

글리아딘 항체

글리아딘 항체는 셀리악 병을 진단하는 용도로 이용할 수 없다. 그렇지만 글리아딘 항체는 다른 형태의 글루텐 불내증을 진단하는 용도로 매우 유용하다.

대변 검사

위와 같은 항체를 대변으로 검사하는 검진기관도 있다. 대변 검사는 분비성 IgA 항체(sIgA)나 소화관에 스며든 IgA 항체를 검사한다. 소화관에 스며든 IgA 항체는 혈액 내의 IgA 항체와는 상당히 다르다. 하지만 대변 검사로 셀리악 항체를 적절히 검사할 수 있는지 연구한 사례가 드물고, 기존의 연구마저도 이 검사법의 정확도를 두고 의견이 분분하다. 안타깝게도 기존의 연구사례는 유용한 정보를 얻기에는 많이 부족하다. 분비성 IgA 항체와 혈액 내의 IgA 항체를 비교한 연구사례가 없는 것은 물론이다.

대변 검사로 셀리악 병과 글루텐 불내증을 진단하는 것에 우호적인 견해도 있지만, 이 검사법을 뒷받침할 과학적 증거를 찾기는 어렵다. 그러나 이 검사법이 쓸모없다는 말은 아니며, 많은 사람들이 대변 검사의 도움을 받았다는 사실 역시 부인할 수 없다. 이를 입증하는 연구사례는 많다.

타액을 이용한 항체 검사

위에서 언급한 항체를 검사하는 타액 검사 역시 대변 검사와 같은 문제점이 있다. 타액 검사에 대한 연구 결과가 모두 대동소이해서 타액 검사의 유용성을 가늠하기는 어렵다. 그러나 검사 결과 침에서 항체가 발견되면 최소한 그 결과는 신뢰할 수 있다고 생각된다. 반면 침에 항체가 없어도 혈액에서 발견되는 경우가 있는데, 이것은 타액 검사 결과가 종종 위양성으로 나올 수 있다는 것을 의미한다.

유전자 검사

유전자 검사로 셀리악 병을 진단하는 글이 많이 나와 있는데, 유전자에 관한 주제는 연구자들을 쉽게 흥분시키기 마련이다. 그렇지만 셀리악 병 유전자 검사법은 많은 사람들의 바람과는 달리 일확천금을 가져다 줄 수 없다. 사실 유전자 검사법은 셀리악 병에 시달리는지, 셀리악 병에 걸릴 수 있는지를 예측하는 용도로 쓰기에는 한계가 있다. 이 문제를 좀 더 자세히 살펴보자.

셀리악 병과 주로 관련된 유전자는 HLA-DQ$_2$와 HLA-DQ$_8$이다. 셀리악 병에 시달리는 사람 모두는 아니지만, 대부분이 이 유전자를 보유한다. 어쨌건 전체 인구 중 약 30%만이 이 유전자를 갖고 있는데, 셀리악 병에 시달리는 사람은 30% 미만이다. 따라서 이 유전자가 있다고 해서 셀리악 병을 앓고 있는지 알 수 없을 뿐더러 셀리악 병을 앓게 될지 예측할 수도 없다.

유전자 검사를 해보아도 자신의 건강상태를 알 수 없다. 셀리악 병을 앓는 사람이라면 유전자 검사를 하더라도 알게 될 새로운 사실이 없다. 셀리악 병을 앓는지 모르는 사람이라면 유전자 검사를 하더라도 셀리악 병이 있는지 알 수 없다. 또한 셀리악 병을 앓지 않는 사람이라면 유전자 검사를 하더라도 셀리악 병이 생길지 예측할 수 없다. 셀리악 병 환자 대부분이 이 유전자를 보유하지만, 이 유전자가 없는 셀리악 병 환자도 있다. 게다가 유전자 검사법으로 다른 유형의 글루텐 불내증을 유용하게 진단할 수 있는지 연구한 사례도 전혀 없다. 따라서 비셀리악성 글루텐 불내증을 겪는 수많은 사람들이 이 유전자가 없을 수도 있다.

유전자 검사법으로 셀리악 병을 진단한다는 것은 셀리악 병을 앓는 모든 사람이 X염색체나 Y염색체를 갖고 있다고 말하는 것이나 다름없다. 이것은 무엇을 의미할까? 적어도 셀리악 병을 진단하는 데는 유전자 검사가 별 쓸모가 없다는 것이다.

유전자는 대중매체에 나오는 것보다 훨씬 복잡하다. 〈디스커버리Discovery〉지 커버스토리인 "DNA는 운명이 아니다"에서는 특별한 유전자가 있다 해서 그 사람에게 무슨 일이 일어날지 정해지는 것은 아니라는 점을 탁월하게 지적했다. 유전자는 외부에서 지시를 받아야만 활성화 혹은 비활성화된다. 비타민, 음식, 독소, 스트레스를 비롯해 우리가 하는 모든 것, 우리가 노출된 모든 주변 환경이 유전자에 지시를 내린다. 이러한 요인들이 유전자 발현에 영향을 미치는 것이다. 우리를 좌지우지하는 것이 반드시 유전자만은 아니라는 것을 알 수 있는 재미있는 대목이다. 실제로 유전자의 운명을 좌우하는 것은 우리의 행동과 환경이다. 이는 분명 생각해 볼만한 문제다.

공초점 레이저 내시현미경

내시경 분야에서 공초점 레이저 내시현미경이라는 신개발을 이뤘다. 이 장비를 만든 제조사 측에서는 의사들이 이 내시경을 사용하면 장관의 세포 현미경 사진을 자세히 찍을 수 있어 생체검사 없이도 셀리악 병을 진단할 수 있다고 말한다. 의사는 이 기술로 조직을 잘라내지 않고도 조직 샘플을 원하는 만큼 검사할 수 있다. 그래서 소장 융모 위축을 바로 진단해 셀리악 병이 있는지 즉석에서 알아낼 수 있는 것이다. 이 기술은 생체검사를 역사의 뒤안길로 보내게 되겠지만, 기존의 내시경 검사를 대신하지는 못할 것이다. 그리고 아직 널리 사용하고 있지는 않다.

캡슐 속 카메라

이제는 캡슐이 들어있는 카메라를 삼켜서 검사할 수도 있다. 카메라가 장관을 내려가며 영상을 촬영한다. 이 진단법으로는 궤양이나 용종 같이 장관에 있는 큰 이상은 발견할 수 있지만 글루텐 불내증이나 음식 과민증, 셀리악 병을 진단하지는 못한다.

MRI, CT 촬영, 엑스레이, 초음파 검사

소화 관련 장애나 복부에 문제가 있는 환자들을 진단할 때 흔히 MRI, CT 촬영, 엑스레이, 초음파 검사를 이용한다. 하지만 이 검사법들로 셀리악 병이나 글루텐 불내증이 있는지를 판단할 수는 없다.

대장 내시경

대장 내시경은 광섬유경을 이용해 대장을 관찰한다. 대장 내시경은 많은 기능을 갖춘 유용한 진단도구지만 셀리악 병이나 글루텐 불내증을 진단하는 데는 별 쓸모가 없다.

지방변

셀리악 병을 앓는 사람들은 음식에서 지방을 잘 흡수하지 못한다. 이를 지방변이라 한다. 지방을 흡수하지 못한다는 말은 얼핏 듣기에는 좋은 말로 들리지만 실은 건강에 매우 해롭다. 때로 의사들은 대변 샘플에서 지방량을 측정한다. 이 검사로 대변의 지방을 발견할 수는 있지만, 지방이 발견되는 다양한 원인을 파악하기는 불가능하다.

장 투과성

자일로스 검사나 락툴로오스 검사처럼 장 투과성(장누수)을 측정하는 검사는 소화관에서 대상 물질을 훨씬 높은 농도로 흡수하느냐를 보고서 판단한다.

이 검사로는 한 가지 질병을 특정해 검사할 수 없다. 단지 장벽을 통해 더 많은 분자가 흡수되는지, 장벽의 염증과 손상으로 더 큰 분자가 침투할 있는지를 가리는 작업일 뿐이다. 검사 결과가 양성이더라도 여전히 다음 질문에 대한 답을 알기는 어렵다.

장 투과성이 높아진 이유는 과연 무엇일까? 셀리악 병뿐 아니라 글루텐 불내증, 기타 음식에 대한 반응, 다른 질병 역시 원인일 수 있다. 따라서 장 투과성을 측정하는 검사 역시 그다지 쓸모가 없다. 왜냐하면 문제의 원인을 해결하는 방법에 관한 정보를 얻을 수 없기 때문이다.

---

1 양성이지만 결과가 음성으로 잘못 나오는 것 - 역자주
2 reticular cell, 원형질의 돌기가 서로 연결되어 그물 모양의 조직을 이루는 세포 - 역자주
3 다세포 동물의 몸을 구성하는 조직의 일종. 세포성분보다 세포간물질이 차지하는 부분 쪽이 많고, 여러 가지 조직, 기관 등의 사이에서 이들을 연결하는 역할을 담당한다. - 역자주

부록 H

비셀리악성 글루텐 불내증 판정하기

(5장 p.113 〈비셀리악성 글루텐 불내증 판정하기〉에서 연결함)

비셀리악성 글루텐 불내증을 진단하는 혈액검사

다행히도 비셀리악성 글루텐 불내증인지를 알기 위해 먹거리를 가지고 실험할 필요까지는 없다. '타고난 건강을 지향하는 사람들(Innate Health Group)'의 '과민성 대장 증후군 치료 센터(IBS Treatment Center)'는 환자의 치료계획을 짜고 식단을 바꿔주기에 앞서, 글루텐 불내증 및 기타 음식 알레르기를 정기적으로 검사한다. 여느 내과의사라도 환자가 원한다면 글루텐 불내증을 검사할 수 있다. 많은 사람들이 별 생각 없이 검사를 받기도 한다.

비셀리악성 글루텐 불내증을 특정해 검사하는 과학적인 방법이 있다. 과민증을 겪는 음식을 면역 체계가 공격하면 몸에서 항체가 생성된다는 사실을 4장에서 언급했다. 혈액검사를 하면 이 항체를 측정할 수 있다. 제대로만 검사한다면 이 검사의 유용성은 아무리 강조해도 지나치지 않다. 이 검사를 통해 음식에 대한 면역반응을 측정할 수 있다. 면역 체계는 음식에 문제가 없을 경우 음식에 대한 항체를 생산하지 않는다. 비셀리악성 글루텐 불내증 검사에서는 글루텐이나 밀, 보리, 호밀과 같은 특정한 곡물을 공격하는 항체를 찾는다.

이것은 셀리악 병 검사에서 소장 융모 위축을 찾는 것처럼 한 가지 유형의 손상에 특정적인 항체를 검사하는 것과는 다르다. 더 큰 그림을 보려면 좀 더 넓은 관점에서 접근해 항체를 찾아야 하며, 이 항체는 글루텐 불내증 전체를 아우르는 증거가 될 수 있어야 한다. 다행히도 그런 항체가 있는데, 그것은 바로 글리아딘 항체다.

건강의 지표가 되는 음식에 대한 항체

음식과 음식의 성분에 반응하는 항체가 건강과 관련이 있다는 견해를 간과할 수 없다. 면역 체계가 항체를 생산하면 반드시 몸에 일정한 영향을 미치기 때문이다. 세 가지 사실이 이 견해를 뒷받침한다. 첫째, 학자들은 셀리악 병을 검사할 때 선별 도구로 글리아딘 항체를 종종 이용한다. 이것은 나름 의미가 있는 유용한 방법인데, 셀리악 병에 걸리기 쉬운 사람의 범위를 좁혀주기 때문이다. 부연하면 글리아딘에 대한 항체 수치가 올라가는 사람들이 한정되어 있기 때문에 글리아딘 항체 검사가 유용하게 쓰일 수 있다. 둘째, 이러한 종류의 항체 반응이 다른 질환과 관련이 있다는 사실이 기타 질병의 연구사례에서 꾸준히 나타나고 있다.

셋째, 음식에 대한 항체 반응을 진단해 어떻게 음식을 피할지 올

바로 지도하는 의사는 환자의 상태를 비약적으로 개선시킬 수 있다. 이것이 가장 중요하다. 이를 위해서는 올바른 검사가 필요하고 실험실의 작업 수준이 높아야 한다. 의사는 음식이 유발할 수 있는 모든 증상을 염두에 둬야 하고 충분히 나을 때까지 먹지 말도록 지도해야 한다. 셀리악 병을 진단할 때 역시 마찬가지다. 물론 검사를 하지 않거나 검사 결과를 받아보지 않는다면 중요성을 알 수 없을 것이다. 골치 아픈 증상을 겪지 않는다고 해서 음식에 반응하지 않는 것은 아니다. 셀리악 병 환자 역시 마찬가지다.

글리아딘 항체 검사하기

2장에서 글리아딘이 글루텐의 일종이라는 사실을 설명했다. 면역 체계가 글루텐을 공격하면 글리아딘 항체가 생성된다. 글리아딘 항체가 몸에 있으면 분명히 면역 체계는 글루텐을 음식으로 간주하지 않고, 박멸해야 할 외부 침입자로 받아들인다. 항체는 몸에 들어오는 글루텐을 빠짐없이 공격한다.

글리아딘 항체 검사는 혈액검사의 일종이다. 이 검사로 글리아딘 항체를 검사할 수 있다. 이 검사를 먼저 하고 나서 셀리악 병을 검사하거나, 셀리악 병 검사와 함께 검사하는 역설적인 상황도 종종 발생한다. 안타깝게도 의사들 대부분은 검사 결과에 무관심하거나 별 의미가 없다고 생각한다. 글리아딘 항체 검사 결과가 양성으로 나와도 셀리악 병 양성이 아닌 이상 이 검사 결과는 별로 중요하지 않다고 생각하는 것이다. 셀리악 병이 음성이면 글리아딘 검사 결과는 보통 위양성이나 예외적인 경우라고 간주되어 무시되는 경우가 태반이다.

글리아딘 항체가 소장 융모 위축에만 특정적으로 반응하지 않는다는 사실을 유념해야 한다. 따라서 이 검사는 셀리악 병 검사 용도로 사용될 수 없다. 글리아딘 항체는 밀이나 다른 곡물에 들어있는 글루텐의 일종인 글리아딘에 대한 면역 체계의 반응을 나타내므로 글루텐 불내증을 발견하려 할 경우 매우 유용하게 쓰인다. 면역 체계가 글리아딘에 대한 항체를 형성한다면 이러한 음식에 반응하는 것이고 글리아딘 항체 검사는 이 반응을 측정할 수 있다.

가장 관심을 둘 만한 글리아딘 항체는 IgA, IgG, IgE, 크게 세 가지로 구분된다. Ig는 면역 글로불린을 의미한다. 면역 글로불린은 항체와 같은 말이다. 면역 체계는 이 세 가지 항체를 통해 면역 체계에 각기 다르게 반응한다. IgA 글리아딘 항체와 IgG 글리아딘 항체는 글루텐 불내증에서 가장 관심거리이자, 의사들이 가장 흔히 검사하는 항체다. IgE 글리아딘 항체는 전형적인 IgE 글루텐과 밀 알레르기와 함께 7장에서 논의했다.

만일 IgA나 IgG 글리아딘 항체 검사 결과가 양성이라면, 몸이 글루텐에 강한 면역반응을 보이는 것이다. 이것이 바로 글루텐 불내증이다. IgA 글리아딘 항체 검사가 민감도가 더 높기 마련이지만, 면역 체계는 알려지지 않은 이유로(면역학은 아직 그 역사가 짧다) IgA나 IgG, 때로는 IgA, IgG 모두에 반응할 수 있다. 이러한 반응 가운데 하나만 나타나도 몸이 글루텐을 공격한다는 사실이 명백히 드러난다.

글루텐 함유 곡물에 대한 항체반응 검사

밀, 보리, 호밀, 스펠트처럼 글루텐을 함유한 곡물에 반응해 생성되는 항체를 탐지하는 검사법은 흔치는 않으나 충분히 쓸모가 있다. 이러한 검사는 글루텐(글리아딘)과 같은 특정 단백질보다는 음식 전체에 대한 면역반응을 찾아낸다. IgA, IgG, IgE 항체 검사가 그 실례다. 아주 특화된 소수의 실험실에서만 이와 같은 검사가 가능하고 재현가능성 있는 정확한 검사를 하는 실험실은 훨씬 드물다.[1]

글리아딘 항체 검사 결과가 양성으로 나온 경우, 밀, 보리, 호밀, 스펠트나 기타 글루텐 함유 곡물에 대한 항체 검사 결과 역시 양성으로 나오게 된다. 그렇지만 이러한 항체 검사 결과가 전부 양성으로 나오는 것은 아니다. 밀과 스펠트는 유연관계[2]가 매우 깊으며 두 곡물 모두 글루텐 함유량이 매우 높다. 그래서 글리아딘 항체 검사 결과가 양성인 경우 이 두 곡물에 대한 항체 검사 결과 역시 양성으로 나오게 된다. 그렇지만 가계도에서 밀과 떨어져 있을수록 (2장에 나와 있다) 글루텐 함유량이 낮다.

그래서 글루텐 불내증을 겪어도 보리나 호밀에 대한 검사에서는 결과가 음성으로 나올 수 있다. 그렇다고 이러한 곡물을 먹어도 된다는 말은 아니다. 이 검사는 곡물 자체에 대한 항체 반응을 측정하는 것이지, 유독 글루텐 성분에 대한 항체를 측정하는 것이 아니다. 보리나 호밀을 먹으면 단백질 조각으로 분해되어 그 안에 들어있는 글루텐이 밖으로 나오게 된다. 글리아딘(글루텐) 항체는 이 글루텐을 공격한다.

또한 글루텐에는 반응하지 않으면서 밀 또는 기타 곡물에는 반응할 수 있다. 이러한 곡물이 함유하는 여러 가지 성분에 반응하는 것이다. 이러한 사람들은 글리아딘에는 별 반응을 보이지 않지만 곡물 자체에는 매우 강한 반응을 보인다.

IgA 총량의 의미

4장에서 논의한 것처럼, IgA 항체 검사를 처음 하는 경우 IgA 총량 역시 검사해야 한다. IgA 결핍에 시달리는 사람은 전체 인구 중 약 1%에 해당한다.(미국 전체 인구 중 셀리악 병 환자의 비율은 2%다) IgA 결핍은 IgA를 거의 생산하지 않는 상태를 의미한다. 이런 사람들은 어떤 IgA 검사에서도 낮은 수치를 기록하기에 IgA 글리아딘 항체 검사 결과 역시 위양성으로 나올 수 있다. 이것은 글루텐 불내증에 시달리더라도 검사 결과는 글루텐 불내증이 아닌 것으로 나올 수 있다는 의미다. 만일 IgA 총량이 정상 수치보다 낮다면, IgG 글리아딘 항체 검사는 IgA 결핍 문제를 해결하기 위한 방편으로 이용된다.

소장 생체검사(소장 생검)

4장에서 논의한 것처럼, 생체검사는 소장 융모 위축을 발견하는 데 유용하고 이 검사를 통해 셀리악 병을 진단할 수 있다. 그러나 기타 유형의 글루텐 불내증은 소장 융모 위축을 일으키지 않는다.

생체검사에서 음성이 나와도 기타 유형의 글루텐 불내증이 있을 수 있다.

대변 항체 검사

글리아딘 항체를 비롯한 음식에 대한 항체는 사람의 배설물에서 발견된다. 이 항체는 sIgA라고도 알려진 분비성 IgA 항체다. 이 항체는 혈액에서 발견되는 IgA 항체와는 상당히 다른데, 아직 연구사례가 많지 않다.

대변 검사를 통한 음식 항체 검사의 유용성을 연구한 연구사례는 거의 없다. 그나마 있는 사례 역시 정확성에 대해서는 저마다 다른 결론을 내놓고 있다. sIgA 항체가 존재할 때 혈액에 IgA 항체가 있는지를 비교 분석한 연구사례는 아직 없다.

일부에서는 글루텐 불내증을 진단하는 용도로 대변 검사를 옹호하기도 하지만 이에 관한 과학적 근거는 찾아볼 수 없다. 그러나 대변 검사가 쓸모없다는 말은 아니며, 여러 연구사례를 통해 많은 이들이 음식에 대한 sIgA 항체 대변 검사로 도움을 받았다는 사실을 알 수 있다.

타액 검사를 통한 항체 검사

대변 검사와 마찬가지로, 글리아딘 항체 검사 용도로 이용하는 타액 검사 역시 알려진 바가 거의 없다. 그나마 기존의 연구사례들도 저마다 다른 결론을 제시하는 탓에 검사의 유용성을 가늠하기 어려운 실정이다.

어쨌건 연구사례를 볼 때 타액을 검사해 항체가 발견되면 검사 결과가 정확하다고 말할 수 있을 것 같다. 반대로 타액에서 항체가 발견되지 않더라도 혈액에서는 발견될 수 있는데, 이는 곧 타액 검사 결과가 위양성일 수 있다는 사실을 의미한다. 타액 검사에 비해 훨씬 믿을 만한 검사가 많기 때문에 타액 검사는 지금은 썩 쓸모가 없다.

피부 검사

알레르기 전문가 대부분이 피부 검사를 애용한다. 음식 알레르기를 검사하는 피부 검사는 셀리악 병 검사에는 별 쓸모가 없다. 기타 유형의 글루텐 불내증을 검사하기에도 썩 유용하지 못한 것은 마찬가지다. 피부 검사는 IgE 항체 반응만을 측정하는데, 셀리악 병이나 글루텐 불내증을 겪어도 IgE 항체는 측정할 수 있을 만큼 충분한 양이 생성되지 않는다. 기타 음식 과민증 역시 마찬가지다. 이를 보면 피부 검사로는 음식 과민증을 진단하기 어렵다는 것이 명백하다.

피부 검사가 IgE 항체를 측정하는 것이라 할지라도, 직접 IgE 항체를 검사하는 혈액검사 결과와 항상 상관관계가 있지는 않다. 사실 피부 검사는 IgE 음식 항체를 잡아내지 못하는 경우가 많다. 이유가 뭘까? 피부 검사는 팽진[3]이나 피부에 발생하는 염증을 검사한다. 이 염증은 음식에 대한 면역반응의 일종일 뿐이다. IgE가 유발한 반응으로 논의를 한정시키더라도 음식 알레르기는 광범위한 증상을 유발할 수 있다. 이 증상 모두를 피부 검사로 측정할 수는 없다.

이는 소장 융모 위축 검사와 관련해 논의해오던 문제와 다를 바 없다. 소장 융모 위축은 글루텐에 대한 반응의 한 가지 유형일 뿐이다. 반면 글루텐 불내증은 광범위한 증상을 유발할 수 있다. 따라서 소장 융모 위축이 아니라는 이유만으로 글루텐 불내증이 아니라고 말할 근거는 없다. 정말 안타깝게도, 알레르기 전문가 대다수가 환자들이 검사를 받을 필요가 있는데도 셀리악 병이나 글루텐 불내증을 검사하지 않는다. 누구나 알레르기 전문가라면 이 같은 문제에도 전문가일 것이라 생각하기 쉬우므로 이러한 실상을 반드시 숙지하고 있어야 한다.

---

1 동일한 조건 하에 동일한 실험을 했을 때 동일한 결과가 도출되어야 실험의 유효성이 담보된다. 이를 재현 가능성이라 한다. −역자주
2 생물의 분류에서 발생 계통 가운데 어느 정도 가까운가를 나타내는 관계 −역자주
3 피부에 생긴 발진이 더 심해져서 커져 있는 상태로서 하나의 크기가 콩알 사이즈를 넘지 않는 정도의 것 −역자주

용어해설

* 갑상선: 신진대사, 성장, 신체발달을 조절하는 호르몬을 생산하며 목청의 하단에 위치하는 샘
* 갑상선기능저하증: 갑상선이 충분한 갑상선 호르몬을 생산하지 못하는 질환
* 골감소증: 골다공증에 비해 심하지 않은 골밀도 감소
* 골다공증: 골밀도가 감소하여 골절 위험이 증가하는 질환
* 과민성 대장 증후군: 만성적이지만 치료할 수 있는 질환이며 변비, 설사, 복통, 경련, 가스와 같은 증상으로 특징된다.
* 글루타민: 일부 식물과 동물의 단백질에서 발견되는 아미노산
* 글루텐 불내증: 글루텐에 대한 면역반응
* 글루텐: 일부 시리얼 곡물, 특히 밀, 보리, 호밀에서 발견되는 단백질군
* 글리아딘 항체: 글루텐에 반응하는 사람에게 생산되는 항체
* 글리아딘: 밀과 기타 곡물에서 발견되는 단백질의 일종
* 기생충: 숙주에게 유익하지 않으면서 다른 유기체에 기생해서 사는 유기체

* 내시경 검사: 장관의 상부를 광섬유 케이블을 이용해 관찰하는 절차
* 당단백질: 탄수화물을 함유하는 단백질
* 락타아제: 유당 소화에 사용되는 효소
* 면역 글로불린: 항체
* 밀 알레르기: 밀에 대한 알레르기(면역) 반응, 글루텐 불내증과는 다르다.
* 박테리아: 다른 유기체에 기생하는 단세포 유기체
* 병리학자: 조직 샘플, 조직, 체액을 검사해 질병을 진단하는 법을 전공한 의사
* 불응성 만성 흡수 불량증: 소장 융모 위축 또는 셀리악 병 증상이 식사에서 글루텐을 제거하고 나서도 개선되지 않는 증상
* 비셀리악성 글루텐 불내증: 소장 융모 위축과 관련되지 않은 형태의 글루텐 불내증
* 비타민 B_{12} 결핍성 빈혈: 확장된 적혈구와 불충분한 비타민 B_{12}로 특징되는 빈혈
* 생체검사: 현미경으로 관찰하기 위해 환자의 몸에서 떼어낸 작은 조직(검사법의 의미로도 사용됨—역자주)
* 셀리악 병: 글루텐에 면역반응을 일으켜 면역 체계가 장관을 공격하고 소장 융모 위축 및 기타 여러 가지 증상을 유발하는 질병
* 소장 융모 위축: 소장의 융모가 해지거나 무뎌지는 현상, 항상 셀리악 병으로 유발되며 소장 내벽의 표면적이 감소한다.
* 아나필락시스: 급성 부종, 호흡곤란, 혈압 저하로 특징되는 심각하면서도 위험한 알레르기 반응
* 아미노산: 아미노기와 카르복시산기로 구성되는 유기체 조합, 아미노기

와 카르복시산기는 합동으로 단백질을 형성한다.
* 알레르기: 외부 물질에 대한 면역 매개 반응
* 염증: 면역 체계에 의해 나타나는 반응. 주로 부종, 통증, 안면홍조증, 가래, 기능상실로 특징된다.
* 엽산 결핍성 빈혈: 엽산 부족으로 유발되며 확장된 적혈구로 특징되는 빈혈
* 유당 불내증: 락타아제가 부족해 우유와 유제품을 소화시키지 못하는 현상
* 유당: 우유와 유제품에 들어있는 설탕 혼합물
* 유제품 알레르기: 우유와 유제품에 대한 알레르기(면역) 반응, 유당 불내증과는 다르다.
* 자가면역질환: 인체의 면역 체계가 인체 일부를 공격하는 질환
* 조눌린: 장 투과성을 조절하는 단백질
* 지방변: 음식에서 지방을 흡수하는 능력이 감퇴되는 현상
* 철 결핍성 빈혈: 불충분한 저장철 수치가 유발하는 낮은 적혈구 수치, 낮은 헤마토크릿, 낮은 헤모글로불린으로 특징되는 빈혈
* 파이토케미컬: 항산화 물질과 염증 방지 물질이 들어있는 과일과 채소와 같은 식물성 먹거리에서 발견되는 화학적 복합체
* 패널: 동시에 시행하는 여러 가지 의료 검진법을 묶어서 통칭하는 용어
* 페리틴: 철분 함유 단백질
* 포진성 피부염: 가려움증, 염증, 물집, 발진으로 특징되는 만성 피부질환
* 프로바이오틱스: 인체에 유익한 박테리아
* 프로테인: 아미노산으로 구성된 복잡한 분자군
* 프롤라민: 프롤라인 성분이 풍부한 단백질이며 밀, 호밀, 보리와 같은

일부 시리얼 곡물에서 발견됨
* 프롤라인: 여러가지 단백질에서 발견되는 아미노산
* 항원: 알레르기 반응을 유도하는 물질
* 항체: 바이러스, 박테리아, 항원과 같은 이물질을 무력화시키기 위해 면역 체계가 생산하는 단백질
* 혈색소침착증: 인체에 철이 과다하게 누적되는 질환
* 호산구: 백혈구의 일종이며 면역 체계의 일부
* 효모 과다증식: 효모가 과다하게 증식해 유발되는 염증, 칸디다가 대표적이다.
* 효소: 소화 과정에서 음식을 분해하는 단백질
* 흡수 불량: 유체나 영양소를 최적으로 흡수하지 못하는 현상

• • •
역자후기

건강한 삶을 유지하기 위해 꼭 필요한 지식을 아느냐 모르느냐에 따라 사람의 일생이 뒤바뀔 수도 있다. "밀은 원래 사람이 먹던 음식이 아니며 밀 자체를 먹으면 안 되는 사람이 있다. 유제품은 뼈를 단단하게 만드는 데 별 도움이 안 되며 건강에 좋지 않다"는 충격적인 지식에 눈뜨게 된다면 사회 통념을 거슬러 정확한 정보와 지식을 아는 것이 얼마나 어렵고도 중요한 일인지 절감하게 된다.

글루텐 불내증과 셀리악 병은 사람들에게 몹시 생소한 분야다. 이 책은 국내에서 글루텐 불내증, 셀리악 병을 종합적으로 다룬 최초의 책이라는 점에서 그 의의가 크다 할 것이다. 저자 스티븐 왕겐 박사는 전공 분야인 자연 의학(naturopathic medicine)에 기반해 글루텐 불내증, 셀리악 병, 장누수증, 기타 건강 문제와 이에 대한 해결방안을 종합적으로 다룬다. 문제를 해결할 근본적인 방법이 있다는 것은 희망적인 일이나, 이 분야를 전문적으로 연구하는 학자가 거의 없다시피한 것이 안타까운 국내의 현실이다. 국내에서도 어서 빨리 이러한 자연 의학, 기능 의학에 관한 연구가 폭넓게 이루어져 환자의 상태를 종합적으로 진단하고 적절한 해결방안을 제시할 수 있는 저변이 세워졌으면 하는 바람이다.

독자들은 이 책이 다루는 여러 가지 정보에 따라 생활에서 먹거리의 변화를 꾀할 다양한 방법을 시도해볼 수 있을 것이다. 이 책의 원서에는 무글루텐 식품을 구입할 수 있는 상점, 무글루텐 음식을 취급하는 식당들을 소개하고 있다. 한국에서는 이러한 정보를 활용할 수 없어 안타까울 따름이다. 하지만 한국 역시 점차 입맛이 서구화되고, 온라인 시장이 발달하여 해외로부터 먹거리를 직접 주문할 기회가 생기면서 이러한 정보의 중요성을 간과하기가 어려워지고 있다. 한국인들이 어떤 경로를 통해 글루텐을 주로 섭취하는지 돌이켜 보고, 전통적인 한국 음식을 대안으로 공유하는 것은 이 책의 한국어판을 완성시키는 작업이 될 것이다. 한국을 여행하며 접한 전통 음식 중에 훌륭한 무글루텐 먹거리가 많았다는 왕겐 박사의 특별 메시지는 이러한 면에서 남다르다.

매일 밤 야식으로 라면을 끓여 먹고, 친구들과 모여 치킨과 맥주를 마시는 모습은 한국인의 흔한 일상이다. 글루텐 불내증이나 셀리악 병에 시달리는 한국인 역시 무심코 라면이나 빵 등의 밀가루 음식을 즐기면 언젠가 몸에서 반란을 일으키게 될 것이다. 라면과 빵을 입에 달고 사는 사람들이 글루텐에 아편과 유사한 중독성분이 있다는 사실을 안다면 어떻게든 식습관을 바꿀 방법을 찾지 않을까? 이 책이 뚜렷한 이유 없이 시름시름 앓는 아이들의 어머니에게 '아, 혹시 우리 아이도?'라는 생각의 전환을 이끌어주고, 알 수 없는 이유로 아파 고생하는 사람들에게 새로운 대안이 되기를 희망한다.

번역 과정을 거치며 이 책의 곳곳에서 여러 가지 지식과 접목해 실생활, 나아가 한 사람의 인생에 변화를 가져올 수 있는 값진 정보를 찾을 수 있었다. 특히 장누수증을 체계적으로 다루고 그 해결책을 제시하고 있다는 점이 흥미로웠다. 셀리악 병 자체가 소장 융모 위축이라는 사실, 장누수증이 HIV 양성 판정을 유발하고 면역기능을 약화시킬 수 있다는 최근 이론을 접목시킨다면 일부 HIV 양성인들에게 근본적인 대안을 제시할 수 있지 않을까? 여러 가지 영감을 자극하는 대목이다.

친절하게도 스티븐 왕겐 박사께서 한국 독자들을 위한 특별 메시지를 준비해주셨다. 특별히 감사드리며, 이 책을 번역할 기회의 맹아를 심어준 실리아 파버(Celia Farber), 자연 의학에 관한 최신의 정보를 알려주며 세계적인 학자들과 교류의 끈을 이어준 데이비드 크로우(David Crowe), 항상 의기투합해 최신의 정보를 공유하는 웰스프링 대표 앨리슨 톰린슨(Alison Tomlinson), 한국에이즈재평가를 위한 인권모임 대표 바라님과 회원들, 안전한 예방접종을 위한 모임, 원고 교열에 아낌없는 조언을 해준 아내에게도 깊은 감사를 전한다.

2012년 1월, 박지훈

밀가루만 끊어도
100가지 병을 막을 수 있다

초판 1쇄 인쇄 2012년 2월 20일
초판 9쇄 발행 2022년 11월 15일

지은이 스티븐 왕겐
옮긴이 박지훈

발행인 양수빈
펴낸곳 끌레마
등록번호 제313-2008-31호
주소 서울시 종로구 대학로 14길 21 4층
전화 02-3142-2887 / 팩스 02-3142-4006
이메일 yhtak@clema.co.kr

ⓒ 끌레마 2012

ISBN 978-89-94081-17-5 (13510)

- 값은 뒤표지에 표기되어 있습니다.
- 제본이나 인쇄가 잘못된 책은 바꿔드립니다.